音频体验版

高效休息法

[日] 久贺谷亮 著

毓音熹 译

世界精英这样放松大脑

人民邮电出版社

北京

图书在版编目（ＣＩＰ）数据

高效休息法：世界精英这样放松大脑：音频体验版/
（日）久贺谷亮著；毓音熹译. -- 北京：人民邮电出版
社，2021.4
ISBN 978-7-115-54292-2

Ⅰ. ①高… Ⅱ. ①久… ②毓… Ⅲ. ①疲劳（生理）—
消除 Ⅳ. ①R161

中国版本图书馆CIP数据核字(2020)第111202号

版 权 声 明

◆ 著　　　[日] 久贺谷亮
　 译　　　毓音熹
　 责任编辑　恭竟平
　 责任印制　彭志环

◆ 人民邮电出版社出版发行　北京市丰台区成寿寺路 11 号
　 邮编　100164　电子邮件　315@ptpress.com.cn
　 网址　https://www.ptpress.com.cn
　 涿州市般润文化传播有限公司印刷

◆ 开本：880×1230　1/32
　 印张：5.25　　　　　　　　2021 年 4 月第 1 版
　 字数：65 千字　　　　　　 2025 年 11 月河北第 12 次印刷
　 著作权合同登记号　图字：01-2020-1597 号

定价：59.80 元
读者服务热线：(010)81055296　印装质量热线：(010)81055316
反盗版热线：(010)81055315

推荐序

正念 随时可入的"桃花源"

十余年前，我求学于日本早稻田大学文学学术院心理学科的越川房子研究室。越川教授专攻正念、正念认知疗法（Mindfulness-Based Cognitive Therapy）的研究，现任日本正念学会理事长。她为人亲和，并不要求学生的研究必须与自己一致，但选择进入她的研究室的学生，基本上都对正念充满兴趣，所以在每周的硕士生和博士生的研讨会上，我们总是在讨论正念，常常从午间讨论到夜幕降临。

回首更早的时候，我记得在整个高三，每天黄昏回到家，我都会花 10 分钟时间坐在床上，闭上眼，数着自己的呼吸，听着房间里钟表的嘀嗒声和胡同里传来的邻居家鸽子叫声和做饭声。

那便是我对正念的朴素的实践了。我那时候把它叫作"我自己的时间"。

每次 10 分钟的"我自己的时间"结束后，我都感到耳聪目明——诚如这个成语字面上的意思，我感到眼睛很舒服，一天忙碌的学习带来的酸涩解除了，耳朵仿佛也能听到更远，头脑感觉很清澈，整个人都轻松下来，不再疲惫不堪。

对于当年我这个高三考生来说，正念是名副其实的高效休息法。

当今这个时代，我相信有很多人一整天大脑都紧绷着，急需高效的休息。你可能从事着一份"九九六"的工作，从早到晚停不下来，甚至即使你的身体停下来了，头脑还在不停地运转，以至于即便躺在了床上，也仍然辗转反侧无法入眠；你也可能是个繁忙的主妇，为了照顾孩子忙到飞起，心情在充满爱怜和烦躁不安之间来回摆荡；也可能有太多事情让你焦虑，让你纠结于好、坏、对、错，不知道何去何从；或者，你也不知道自己到底在忙什么，只觉得一天到晚浑浑噩噩，连自己有没有看到过今天的太阳都不记得了。

在这些时候，正念是帮助你休息、减压的一个好选择，因为它有效、用不着花太多时间，并且有明确的操作方法，上手很容易。

"是啊，我觉得我需要正念，我太累了，需要放空自己。"我的朋友对我这样说。

不过，正念可不是要你放空你自己。恰恰相反，它需要你有意识地对当下进行觉察。至于为什么是这样，本书作者从脑科学的角度给出了答案。

"那么就像老僧入定了？我怕我做不到……"

并不是。我们所说的正念并不具有宗教色彩，也并不需要什么高超复杂的技术。你可以借助冥想的方法，也可以像我一样数呼吸，或是有意识地注意周围的声音。本书中介绍了很多种正念的具体方法，跟着书中的介绍学习即可。并且本书还附有配套练习音频，这让你对正念的学习更加容易，只要跟着音频加以练习，你也会逐渐找到最适合自己的正念方法。

或者你也可以在生活中采用正念的方法，比如在你冲澡的时候，去正念地感受水流的温度（温觉）、水流打在你身上的感觉（触觉）、水流的样子（视觉）、水流打在地面上和打在你身上时的不同的声音（听觉）……像这样，任何时候你都可以通过正念来调整自己。

"明白了，那么我只要有意识地去觉察当下就可以了？"

答案既是"是"，也是"不是"，因为我们往往情不自禁地会对自己觉察到的一些内容做出评价，比方说一个念头被觉察到，你却告诉自己"我不该有这样的想法""这种想法要不得""这种想法不合逻辑，太荒谬了"。

正念，除了觉察之外，另一个核心的要素是"自我接纳"，也就是说，对觉察的内容不施加评价、不做出反应。如果只有觉察，却没有对觉察的内容的接纳，反而有可能让我们的心身健康受阻哦。

看吧，正念并不难。我们或许没办法像弗吉尼亚·伍尔夫所讲的那样，拥有"一间自己的房间"，但我们可以拥有"一段自己的时间"，在这段时间里，通过正念创造出"属于自己的内在空间"。于是，不管是 5 分钟、10 分钟，甚至哪怕 2 分钟，我们可以在正念的时空里获得自由与休息。

关于本书，还有一点不得不提，那就是译者毓音熹的贡献。我自己既是图书译者，也是大量翻译版图书的阅读者，深知翻译的水平对阅读体验的影响甚大。音熹和我结识于早稻田大学越川研究室，彼时她已经在日本生活了近十年，她的日语水平是我羡慕而不可企及的。在翻译本书的过程中，音熹多次和我通电话，探讨如何能够更准确、更流畅地翻译某个术语、某段话。我听说对于书中的医学问题，她也专门请教过北京协和医院神经外科的医生。相信这些努力都会体现在她的译文里。

愿我们都能从这本书里受益，获得更好的休息。

吴倩

私人执业心理咨询师

《断舍离》等书译者

十余年前获日本文部省博士奖学金赴早稻田大学学习

译者序

正念而生

与正念的邂逅和结缘，还是旅日期间的事情。我自中学起赴日生活学习，从懵懂少年时代到浅窥博士课程，漫长的青春岁月里，与心理学渐渐结下不解之缘。也正是在此期间，于日本早稻田大学系统学习了正念（mindfulness）。

正念起源于东方，来自原始佛教，但也与现代脑科学研究的多项论证不谋而合：躁动不安，注意力欠缺的人，可以通过正念凝心聚神；身心疲惫，常忧思伤神的人实施正念，能起到减缓压力，强化大脑复原力的效果，亦能控制情绪，远离焦躁愤怒，平和处事……

长久以来，现代人越来越习惯效率至上，追求高效本无可厚非，但执着于探究飞速成长的要领，势必将会忽略如何休息，如何自处，如何从迷茫困顿中重新获取生活的动力。偶感疑惑之时，无人可询，无处也无暇寻找答案，只能妥协，而再次匆匆出发……

此时，便应由正念来治愈人心。闭上双眼，抛开大脑中来自未来和过去的纷扰杂念，放下那些不知所谓的规则或价值观，只静心关注呼吸的起伏。正念，是忙碌生活中调整身心的出口。

所谓正念，其实与近年主张的"极简主义"相通，这也是现在时常提及的一种所谓"生活方式"（lifestyle）。种种趋势显示，正念不会终结于一时的流行，而是拥有无尽的可能。

拒绝繁冗累赘，舍弃，清理，脱离物欲执念，把散乱的心收回来安住在当下，放慢生活节奏欣赏沿途风景，以素雅质朴，简约清净的生活方式专注于当下的每一件日常之事。这所有，都与正念如出一辙。聆听自己内心的声音，感受自己的细微感触，一呼一吸，今时今日，此刻此地，活在当下。从而清净平和，自在欢喜。

不知道是不是好奇心和精力都过于充沛旺盛的缘故，一直热衷于旅行，走过了世界上很多的国家和地区。北极圈的日夜，荒凉的全美最孤独公路，老挝琅勃拉邦的清晨布施，尼泊尔蓝毗尼佛陀诞生地，克罗地亚杜布罗夫尼克"权游"取景地等等。也曾开车沿着海岸线一路南下，沿途路过不同的国家，走走停停，感受过印度洋的风，体验过阿尔卑斯山脉的起伏，探寻过《国家地理》杂志评选的"最孤独教堂"，贪恋过本书中作者所提及的地中海美食。

近年归国，去过云南独龙江等边境地区支教，之后几经辗转，终于回到故里北京。而旅行的脚步，却从来未曾停歇。西藏阿里冈仁波齐转山，纳木错转湖，看过雨崩美景，西北的荒漠，南方的古镇，也曾徒步穿越墨脱，去往拉姆拉措探访前世今生……并多次自驾出境，从北到南，由东至西。

目睹过海市蜃楼，大漠孤烟，极光和流星雨，也曾偶遇火山喷发，甚至雪崩……颠沛在路上，并非事事如意，惊心动魄的不止美景，有时还会面临接踵而至的麻烦和意外。曾有一次，滑雪时不慎摔伤，山顶没有信号，人迹罕至，四下只有大雪茫茫，我躺在雪地上，仿佛天地间就只有自己，这时才发现，下雪不仅有声，而且声音真的很大，静听落雪，安稳了心神，好像疼痛也减轻了不少。专注的听，就是一种正念的实践。面对旅途中甚至人生中的困难或插曲，如何控制自己的情绪，冷静理性地应对，如何在兵荒马乱中不慌不忙的优雅，本书中介绍了很多方法，长期实践，身心皆将获益。

其实所谓"处世"，与其说是如何与我们所生活的这个世界相处，在此之前，更包含了如何与自己相处。而这一点，取决于对自己以及对世界的认知。正念，正是让我们关注自己的内心，并从自己的角度，去理解看待此刻所身处的这个世界的方法。内观本心，外观世界，也算是"见自己，见天地，见众生"了吧。内观与外观，一日，一生。

正念，是一种"生活方式"，是一种"处世哲学"。杂念和妄想，有时会让我们的内心就像被春风吹皱的湖面，而实践正念，会让我们学会让这湖面清澈如镜，不起波澜。从而得以聆听内心的真实想法，继而看清事物乃至世界的本质。

创立正念，被称为"正念之父"的卡巴金教授曾提及，正念至关重要的一点，就是要学会 Let it go。随缘放下，脱离执着和妄念，专注于此刻，躁动不安的心就会慢慢沉静下来，清醒，从容，坚定，慈悲。

最后，感谢人民邮电出版社以及所有在本书翻译过程中给予过支持与帮助的人，感谢选择本书的每一位读者。

愿我们都能正念而生，活在当下。

毓音熹

吉日于北京

序 言

"也并没有做什么，却常常感到疲倦……"

"即使在休息日保证了充足的睡眠，周一早上还是昏昏沉沉……"

"注意力无法集中，很容易走神……"

如果你不幸出现以上症状，说明你累的不是身体，而是大脑。

在休息日让自己有充足的睡眠，在温泉或者浴缸中悠闲地泡个澡，去度假村享受悠长假期，或者一直裹在棉被中赖床……让身体得到彻底放松，是非常重要的事情。

但是，除此之外还有一种比较麻烦的，仅依靠以上方式无法消除的疲劳，那就是脑疲劳。

相信有同感的人不在少数吧？

脑疲劳，与**身体疲劳**有所不同，**即使身体得到了充分休息，脑疲劳还是会在不知不觉中一直积存。**

严重时，甚至会导致所谓的心理疾病。

迄今为止，我从事精神科医生的工作已经超过 25 年。现在在美国洛杉矶的南湾附近开了一家小诊所，开业至今已有近 8 年的时间。在洛杉矶行医的日本精神科医生，也仅有我一人而已。

虽然平时来就诊的患者的年龄、性别等不同，但他们主诉的症状却非常相似，正如开篇时所说的，那种**不明所以的倦怠感，头脑昏昏沉沉的感觉。**他们的大脑中都积存了大量尚未消解的疲劳。

如果脑疲劳持续慢性积累，将无法享受人生的很多乐趣。

我这样说绝非危言耸听。相反，试着反过来想一下，如果连大脑的疲劳都可以控制，那我们就**可以得到**

"不为疲劳感而烦恼的人生"了。

如此想来，你是否也有些跃跃欲试了呢？

值得一提的是，当今世界前沿的脑科学研究正在逐步解析"脑疲劳消除法"。这些研究证实大脑也有"**大脑的休息方法**"，这种方法的名字即为正念——既不需要花费金钱，也不需要特殊道具，需要的只有"倍感疲劳的大脑"和"仅 10 分钟的时间"。这是任何人都可以掌握的、简单且高效的方法。

"感觉头脑清醒了！"实践过正念的患者，大都会这样评价，而且正念的影响并非只是满足一时之需。如果可以持续坚持，**大脑将会被重置为"不易疲惫的大脑"**。

众所周知，**大脑具有可以通过自我调节而变化的特质**（即大脑的可塑性）。因此通过正念重塑大脑，甚至可以说正念具备无限的可能性。而实际上，正念已被证实具有如图所示的效果。

正念具备无限的可能性！

效果 1

提高注意力、集中力

可以持续专注于
一件事情

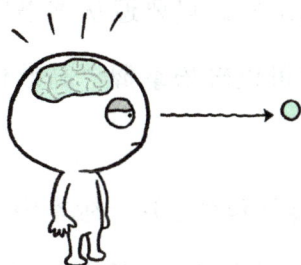

效果 2

提高情绪调整能力

可调整愤怒或不安等
不良情绪反应

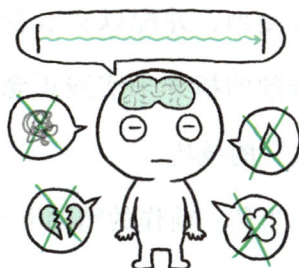

效果 3

提高超认知力

具备能够客观判断
情况的能力

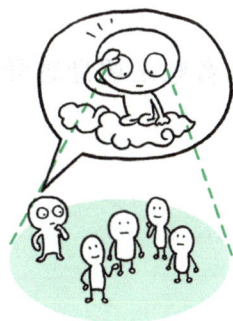

效果 4

提高免疫力

不易感冒

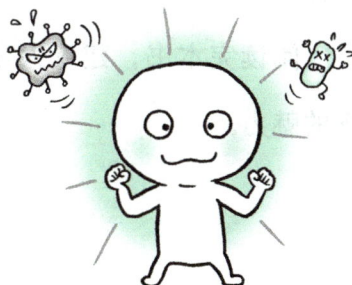

另外，"对老化引起的脑萎缩也有效果""大脑关于记忆的对应部位密度增大"，这些皆有相关研究报告。

托大家的福，以前出版的《高效休息法 世界精英这样放松大脑》（日本钻石出版社），成为了**日本的正念类畅销书**。而大家正在读的这本书则是将其内容紧凑凝缩，并配以实践音频的版本。只要遵从本书所附音频的指导来实践正念，就可以轻松掌握"高效休息法"的技巧。

　　当然，前作的精髓无一遗漏地包含于这一版本中。同时，本书为已经读过前作的读者增添了**"饮食""美容""运动""衰老""育儿""睡眠"**等专栏，以帮助大家将正念应用于各种生活场景之中。

　　全书分为 7 部分，以 1 周为时间单位持续坚持最为适宜。

　　阅读完本书，建议大家再使用音频来切身感受正念的魅力。

音频的内容及使用方法

以下收录了即使是初次体验正念的人也能够理解的冥想辅助音频。

1 正念呼吸法 ➡ PART 1

2 动态冥想 ➡ PART 2

3 压力呼吸化法 ➡ PART 3

4 "猴子思维"消除法 ➡ PART 4

5 RAIN ➡ PART 5

6 扫描全身法 ➡ PART 6

7 温柔的慈悲心 ➡ PART 7

扫描封面前勒口二维码即可获取

使用方法 1

在家时

建议固定时间、场所

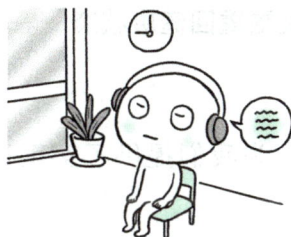

使用方法 2

外出时

任何地点皆可实践，
要注意留意周围环境

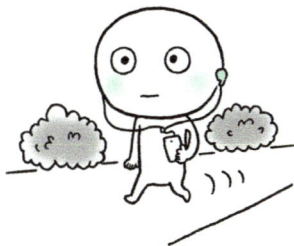

使用方法 3

聚会时

与家人、同事、朋友、伙伴一起

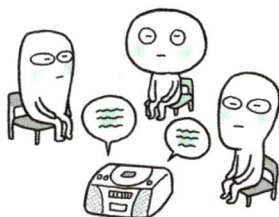

注意： 收听时也许会让人产生一时的困倦，请避免在行车时收听。

怎么样？

有没有感到想要了解一下正念？

精疲力竭 → 倒头就睡 → 仍然精疲力竭……在日复一日类似"手机充电"的休息过程中，你的大脑是否已经忘记了什么才是"真正的休息"？

我们的最终目标并非一时的"治愈"，而是要通过自身"让大脑重回健康状态"。

正念，为我们提供了实现这一终极目标的最佳方法。

"那么，这究竟是什么样的方法呢？"

"我也想要让头脑清醒！"

有这样想法的读者，请一定要继续阅读下去。

目录

PART 2

心事重重时
动态冥想

PART 3

压力导致身体状态不佳时
压力呼吸化法

PART
7

看他人不顺眼时
温柔的慈悲心

为什么这是"高效休息法"？

正念的脑科学结构

关于正念的效果，
介绍已被科学证实的部分内容。
如果你现在就想知道方法，可直接跳至 PART 1。

▪ 即使"什么都不做",大脑也会累积疲劳

听到"让大脑休息的方法",你的脑海里会浮现出什么呢?

睡眠?是的,保证充足的睡眠是非常重要的。睡眠给大脑带来的休息效果,已被大量研究证实。

那么,还有吗?

听到这样的提问,很多人都会回答"让大脑休息就是什么也不做,只是放空"。

"一直为工作或家庭所累,用脑过度,所以至少在休息日的时候什么也不想考虑,只想恍惚度日、放空自己。"他们也许是出于这种心理。

但是,无论你怎么放空自己,都无法让你的大脑得到休息。从脑科学的角度来看,这样反而可能是在不断地消耗能量。

首先，让我们来了解一下为什么会这样。

人类大脑的重量约占自身体重的 2%。

那么，大脑又消耗了多少能量呢？——竟高达一天消耗能量总和的 20%。仅占 2% 的重量，却需要 20% 的能量的"大胃王"——这就是我们的大脑。

为何大脑会需要如此多的能量呢？

关于这一点，有诸多说法，其中，美国圣路易斯华盛顿大学的神经学学者马库斯·E. 赖希勒（Marcus E. Raichle）教授提出的"预设模式网络"（Default Mode Network, DMN）为大众所熟知。

DMN，是指由内侧前额叶皮质、后扣带皮层、楔前叶、顶下小叶等构成的脑回路，其会在大脑未执行有意识的活动时也自动进行基本运作。我之前就对这部分的脑活动很有兴趣，曾经还为此去拜访过赖希勒教授。

将 DMN 的活动解释为"汽车挂空挡"也许更容易理解。也就是说，人类的大脑一直处于"发动着引擎"

的状态，是个非常不安分的器官。

令人惊讶的是，DMN的能量消耗居然占大脑总能量消耗的60%～80%。也就是说，即使不集中注意于任何事，只是放空的状态，只要DMN仍在过度运作，大脑就永远不会获得休息。

换言之，即使是在大脑有意识地执行某项作业时，所需的追加能量消耗也仅占大脑总能量消耗的5%，由此可见DMN是何等的"大胃王"了。

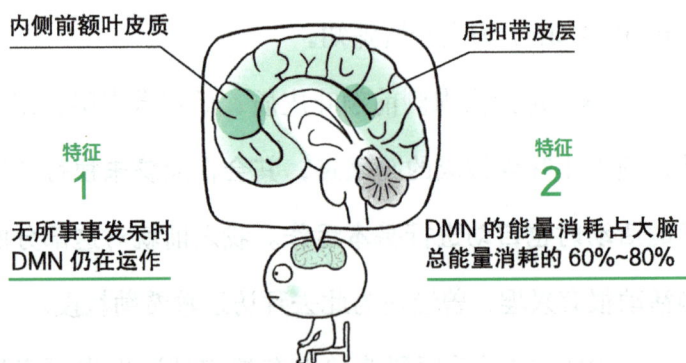

内侧前额叶皮质

后扣带皮层

特征
1
无所事事发呆时
DMN仍在运作

特征
2
DMN的能量消耗占大脑
总能量消耗的60%~80%

内侧前额叶皮质、后扣带皮层、楔前叶、顶下小叶等
构成的脑回路

何谓"预设模式网络"（DMN）？

杂念脑回路 DMN 引起脑疲劳

相信大家已经明白了，DMN 才是大脑能量的最大消耗者。也就是说，DMN 才是脑疲劳的始作俑者。

"周末只是在家放空自己而已，为什么星期一的早上还感觉昏昏沉沉的？"这种经历大家可能都曾有过。这种时候，很有可能就是 DMN 过度运作的结果。就好比已刹车时踩油门加速然后空转一样。如果希望身心都能够得到休息，那么不能只是懒洋洋地待着，而是需要和 DMN 战斗，使之镇定下来。

疲劳虽然看起来只是一种物理现象，但给人带来"疲劳感"的却是人的大脑。也就是说，**疲劳感其实是一种大脑现象。**

认识到这一点，并学会大脑休息法，对于为你的人生带来活力具有决定性意义。

"我确实什么也没想，一直放空来着"，有这样想法的人请试着回想一下，即使是无意识的，你的脑海中是否也曾反复浮现过各种各样的杂念？

　　其实，DMN 是人彷徨踟蹰时运行的脑回路。"人类的大脑在一天中有一半以上的时间都被'毫无意义的思考'占据"。虽然这有些耸人听闻，但我们正是如此——**心中充满杂念**。

　　虽然说了这么多，但笔者并无意将 DMN 视为一个完全的"恶人"。而且，对于 DMN，仍存在可研究的余地——这个脑回路还被分配了一些特别的任务。换言之，DMN 的过度运作才是问题所在。

· 直接治愈大脑这个器官

那么，对于被称为杂念脑回路的 DMN，应该如何使之镇定呢？接触过精神科或心理科的人，也许首先会想到是否有抑制 DMN 活动的药物。

作为医生，我在此想要强调一下，虽然在日本，医生目前仍然可以轻易开出抗抑郁药或安眠药等药物，但是在美国的精神医疗领域，那种依靠药物治疗精神疾病的方式，已经慢慢成为过去了。

造成此情形的原因，是人们越来越重视药物的副作用和依赖性等问题，但最大的原因在于**心理调护领域中脑科学研究的发展**。

我在洛杉矶开心理诊所已经近 8 年了，在此之前，曾在美国耶鲁大学医学院的精神医学系研究过尖端脑科学。

耶鲁大学创立于 1701 年，历史悠久，作为常春藤联盟成员之一被大众熟知。其中，耶鲁大学的精神医学系更是每年都在《美国新闻与世界报道》期刊 *上获得世界排名前五的成绩。

在美国，像我一样在脑科学和神经科学领域拥有研究成果，同时作为精神科医生活跃于公众视野中的人并不罕见。

在日本，人们或许会有"精神科医生＝心理专家"这种印象，而在美国，"将大脑作为一个器官来直接进行治疗"才是医生所期待的。

· 让大脑清爽的两种方法

如果不使用药物，那么该如何抑制 DMN "暴走"

---

* 《美国新闻与世界报道》是一本与《时代》和《新闻周刊》齐名的新闻杂志，以每年对美国大学的调查报告而广为人知。

呢？有两种值得注意的方法。一种是本书介绍的正念，另一种是可以被称为典型脑科学技术的经颅磁刺激技术（Transcranial Magnetic Stimulation，TMS）。

经颅磁刺激技术是使用产生磁信号的特殊装置，直接对大脑进行治疗的方法。这种方法虽然在日本仅有少量引进，但其作为可以替代药物的精神疾病医疗技术，仍受到了世界的瞩目。

使用TMS强化大脑左背外侧前额叶区域的活动可以使抑郁症症状得到相当程度的改善。

比如，抑郁症患者的常见症状——反刍思考（Rumination）。简单来说就是对于过去的事情有类似"如果原先这样做就好了"等反复消极思考的倾向。有研究提出，反刍思考与DMN的过度运作有关，而使用TMS直接镇定这部分脑回路的活动，会减少这些"不停地兜圈子"的思考。

其实，我的心理诊所也引进了TMS。虽然还没有通过论文公示数据，但约 10 位在本诊所接受了 TMS 的患者的倦怠感的改善效果具有统计学意义。对于失眠症状，几乎所有案例都具有明显的改善效果[*]。

　　与 TMS 具备同等效果，同样值得期待的，就是正念。

　　我在自己的诊所中，不单采用了 TMS，也采用了正念作为治疗方法。不管是体验了哪一种治疗方法的患者，都反映"感觉头脑清爽了"。从镇定 DMN 活动的层面来看，这两种治疗方法的原理是一样的，结果当然也是同样的了。

　　只是，正念不需要大规模的医疗仪器，任何人都可以立刻开始接受治疗，具备绝对性优势。不仅我自己，诊所的工作人员也都亲自实践过，他们对于这种令人意想不到的效果有切身体会。

---

[*] 根据本诊所的基础数据可知，通过比较 TMS 重复性经颅磁刺激对 Zung 抑郁症"倦怠感"治疗的结果发现，倦怠感比之前改善了 36.1%，从统计上来看有所降低（$p<0.01$）。另外，对在某个特定期间接受治疗的 8 例患者实施了 TMS 后，发现所有病例的睡眠情况都有所改善。

正念到底是什么？

至此，笔者似乎已经听到了读者的呼声——"那么，正念到底是什么？快点介绍一下吧！"

首先，让我们来看一下正念（Mindfulness）的定义：不加以任何评价或判断，主动关注当下的感受。

怎么样？是不是有一种似懂非懂的感觉。正念的定义就是这样的。除此之外还有其他表达，但不论哪种都是似是而非的、类似的定义，在日语中除了用片假名直译"Mindfulness"，别无他法。

现在，就让笔者用更通俗易懂的语言来解释一下正念吧。

正念就是以冥想为基础的大脑休息法。

是的，正念是一种冥想。

"啊？冥想……"

也许各位读者对"冥想"这个词会有一些消极的印象。很多人会联想到诡异的修行，或者被寺庙住持用戒尺用力敲打肩背的坐禅。但是，要了解正念，重要的是要了解其以下 3 个特征。

特征 3
趋近脑科学研究
↓
被客观证实的效果

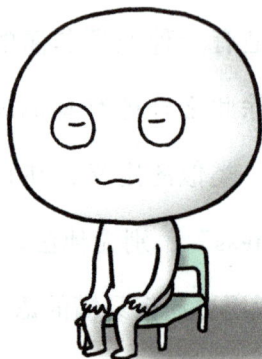

特征 1
排除宗教性
↓
彻底贯彻的实用性

特征 2
排除修行的要素
↓
任谁都会觉得简单明了

正念的 3 个特征

据说正念来自原始佛教，但其宗教性已被彻底剥离。从来自东方的思想或冥想法之中，抽出对现代人有益的精髓技法——这就是正念。

▪ 逐渐显现的脑科学效果

不要忘记正念的第 3 个特征：趋近脑科学研究。

现在，世界顶级的核心学术期刊，也刊载了很多关于正念的研究论文。关于正念的论文的数量，在这 15 年中增长了 100 倍，可见正念是非常热门的主题。

而且，正念与单纯放松的根本区别在于，在这个领域，正念已经介入了脑科学研究，其效果已经过证实。正念不再仅停留于"似乎感觉好些了"这种个体层面的感觉。

感谢将大脑状态可视化的科技力量，它使得正念给大脑带来的积极影响能够得到客观验证。

美国马萨诸塞大学的贾德森·布鲁尔（Judson Brewer）副教授，之前曾与笔者同在耶鲁大学的精神医学系学习，他正是将脑科学作为"武器"来研究正念的研究者。

根据布鲁尔的研究报告表明，有 10 年以上冥想经验的人，在测定实践正念的脑活动时，其构成 DMN 的部分部位（内侧前额叶皮质及后扣带皮层）的活动显著减少。

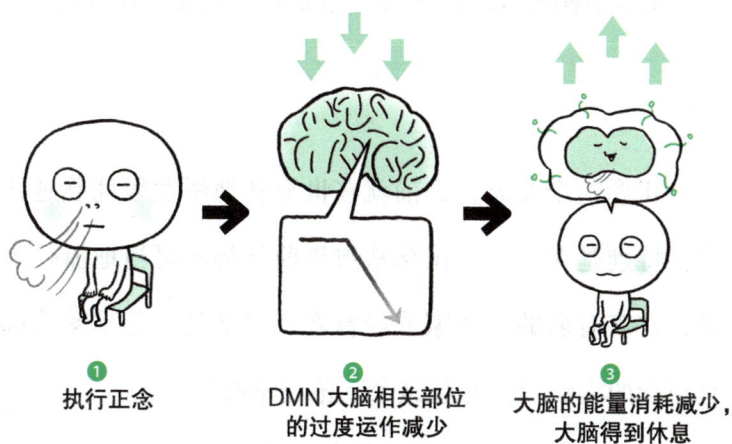

① 执行正念 ② DMN 大脑相关部位的过度运作减少 ③ 大脑的能量消耗减少，大脑得到休息

正念使"大脑休息"的原理

　　这正是正念可以抑制引起脑疲劳的杂念脑回路过度运作的强有力的证据。

· 在世界精英群体中流行的"高效休息法"

正念这个概念，之前就在世界各地爆发般地蔓延开来。特别是在美国，正念从数年前就势不可当地流行起来，许多有名的企业家或经营者、运动员、艺术家等都是正念的实践者，并且这个队伍在不断扩大。

众所周知，苹果公司的创始人之一史蒂夫·乔布斯（Steve Jobs）就是专注于正念的实践者。此外，埃文·威廉斯（Evan Williams, Twitter 等的创始人）、马克·贝尼奥夫（Marc Benioff, Salesforce 董事长兼首席执行官）、杰夫·韦纳（Jeff Weiner, LinkedIn 首席执行官）等都是正念的实践者。

曾获得男子网球世界排名第一的诺瓦克·德约科维奇（Novak Djokovic）谈及正念时曾这样说："于我而言，正念是和肉体训练同等重要的事情。"此外，迈克尔·菲尔普斯（Michael Phelps）、迈克尔·乔丹（Michael Jordan）、好莱坞女星艾玛·沃特森（Emma Watson）等都是正念的实践者——正念已渗入各行各业。

并且，不局限于个人，在职场和学校，正念已经开始以地域为单位被引进。

引进正念的企业中较为有名的莫过于谷歌了。该公司将名为"探索内在的自己"（Search Inside Yourself，SIY）的正念课程纳入公司内部的研修系统，且效果持续获得证实。

此外，Facebook、苹果、高盛（投资银行）、思科（网络设备公司）、巴塔哥尼亚（户外运动装备制造及销售商）等知名企业引进正念的事例不胜枚举。

其中，全面引进正念的安泰公司成功地将员工的压力降到了以前的三分之一，极大地提高了工作效率。虽然不能下定论说全是正念带来的好处，但引进正念后，该公司员工的医疗费用大幅度降低，而且每人每年的生产力提高了 3000 美元。

那些只关注有效信息的精英们，为什么也开始实践正念了呢？

原因非常简单：

他们明白让大脑得到休息的重要性，同时，他们已切身体会到正念才是真正的"高效休息法"。

▪ 你的大脑可以改造！

虽然说了这么多，但是对冥想没有什么好印象的读者可能还是会对正念有些抵触。即使笔者自己，虽然当时曾被告知"冥想会让人内心平静"，但也一直没有付诸实践。

但是，正念真正的益处远不止于此——正念隐藏着可以改变大脑的力量。

人类的大脑无论到了几岁，根据使用方法，仍然会自发地持续变化着。这被称为大脑的可塑性。只要把正念当成习惯并坚持，**大脑的良好状态就不会止于一时，其本身构造也会大幅度改变。**

从这个意义上讲，正念不仅是脑疲劳的对症疗法，同时也是预防法。实际上，坚持正念的人，因为其皮质醇（压力激素）水平较低，从科学的角度来看，比较容易形成"抗压能力强的大脑＝不易疲劳的大脑"，这一结果非常值得期待。

另外，根据某个团队的研究结果来看，正念可使大脑皮层增厚。大脑皮层是脑表层进化度最高的部分之一，其体积增加意味着脑综合机能的提高。

而且，正念对于伴随老化的脑萎缩有抑制效果也已经得到认可。经观测，坚持正念的人的左侧海马、后扣带皮层、小脑灰白质的密度增加，这也可证实正念有强化记忆力的效果。

正念不仅能使大脑容量有所变化，而且有研究表明，正念也能让大脑各部位的连接产生变化。有经验的冥想者的后扣带皮层（DMN 的主要组成部分）和背侧前带状皮质或背外侧前额叶的连接得到了强化。也就是说，冥想能够控制 DMN 的活动。如此一来，不再感到彷徨不安，是因为脑内网络发生了变化。

此外，诸多研究的横断分析结果表明，正念能使 8 个脑区域产生容量、密度等构造变化，该结果具有统计学意义。

不再感觉彷徨不安的内心，不易疲劳的大脑，是任何人都可以创造的——"正念脑科学"将会传授给我们方法。

对于精英们关注的、尖端脑科学也已证实其效果的正念，你是否也开始跃跃欲试了呢？那么，从现在开始，让我来一一介绍正念的实践方法吧。

正念能够改变"8 个脑区域"的构造

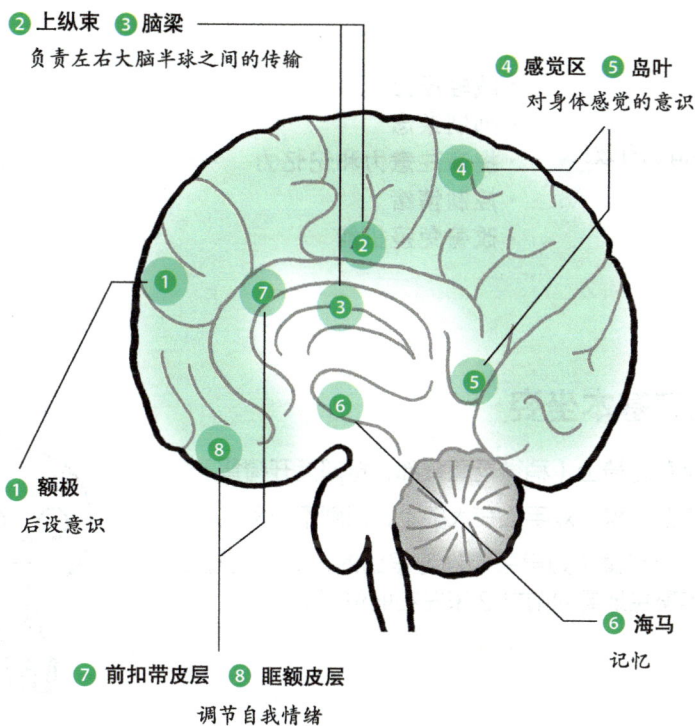

2 上纵束 **3** 脑梁
负责左右大脑半球之间的传输

4 感觉区 **5** 岛叶
对身体感觉的意识

1 额极
后设意识

6 海马
记忆

7 前扣带皮层 **8** 眶额皮层
调节自我情绪

大脑容量及密度变化显著

PART 1

感觉脑袋昏昏沉沉时
正念呼吸法

对此类情况有效!

- 减轻压力
- 抑制杂念
- 提高注意力和记忆力
- 控制情绪
- 改善免疫机能

❶采取基本坐姿

- 坐在座椅上（稍微挺直背部，背部离开椅背）
- 腹部放松，双手放在大腿上，双腿不交叉
- 闭上眼睛（如果采用睁着眼睛的方式，则双眼不聚焦地望向前方 2 米左右的位置）

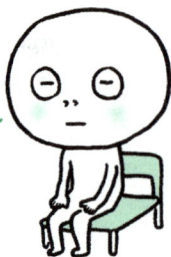

❷有意识地关注身体的感觉

- 感受与周围环境的接触（脚底与地板，臀部与座椅，手与大腿等）
- 身体被重力吸引的感觉

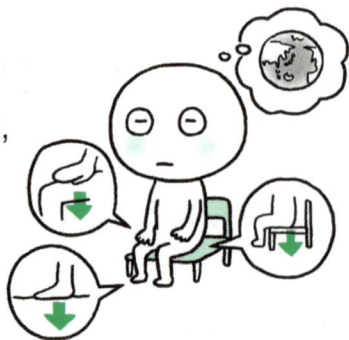

容易疲惫的大脑，无法关注"当下"！

注意力涣散、无精打采、焦躁不安等都是大脑疲劳的征兆。究其原因，是意识始终关注着过去或未来却不留意"当下"的这种状态已逐渐呈慢性化。让我们通过转而关注现在的"内心练习"来塑造不易疲劳的大脑吧！

POINT

▶ 5分钟也好，10分钟也好，重要的是每天持续实践。

▶ 要在同一时间、同一地点进行（大脑最喜欢"习惯"）。

❸关注呼吸

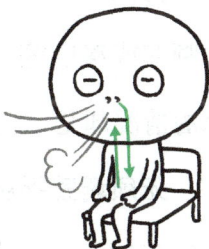

· 关注与呼吸相关的感觉（通过鼻腔的空气，因空气出入而引起的胸部和腹部的起伏，呼吸与呼吸之间的停顿，每一次呼吸的深度，吸气与呼气的温度差异……）

· 不必深呼吸或刻意控制呼吸（建议使用鼻腔呼吸，等待呼吸自然到来）

· 为呼吸贴上"1""2"……"10"的标签也会很有效果

❹如果浮现杂念……

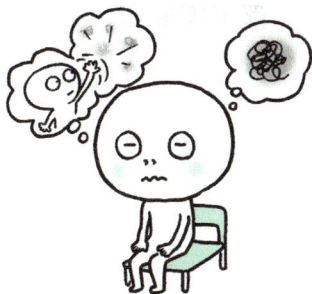

· 意识到已浮现杂念的事实，将注意力转回"专注呼吸"这件事上来（呼吸是"意识之锚"）

· 产生杂念是很正常的，不必苛责自己

· 让大脑记住什么都不做时的状态

前面介绍了正念最基本的形态。如果在以前突然被劝说"让我们来尝试一下这个冥想法吧！"大家可能会感觉困惑，但根据序言和前言中解释说明的基本构成原理以及效果来理解的话，也许会有不同的看法。

之前向大家介绍的是被称为正念呼吸法的基本姿势。

提到呼吸法，我们通常会想到要注意通过调整呼吸的频率或深度等，以唤起某种特殊意识状态的训练，正念的情况却是"正相反"。

无须调整呼吸，也不需要深呼吸。将身心交给自然的吸气呼气，宛如是他人的呼吸一样去观察自己，这才是正念呼吸法的基础。其余的非常简单，几乎什么都不需要做。

甚至可以说，让大脑练习记住"什么都不做时的状态"更为恰当。

另外，提及冥想，大多数人会认为"必须要清空意识"，这也是一个很大的误解。即使被告知"什么也不要做，什么也不要想"，但也很难做到。

正念所执行的恰好与"清空意识"完全相反，不是要什么都不想，而是要对自己的感觉或呼吸投入不一般的专注。

请想象一下在墙边等待老鼠出洞的猫的心情，如《猫和老鼠》（*Tom and Jerry*）中曾出现的场景。

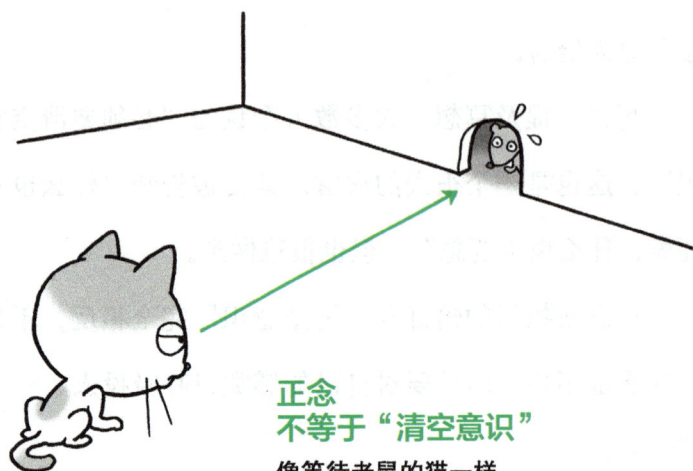

正念
不等于"清空意识"

像等待老鼠的猫一样，
对呼吸等倾注"不一般的专注"

　　猫不打算让老鼠逃走，所以一直盯着墙壁上的洞口。这正是"不一般的专注"的状态。

　　对于身体的感觉或呼吸这种十分自然的生理现象，让我们报以平时看来也许会有些小题大做的好奇心和关心来关注一下。不是以"0%的关注"为目标，而是以"100%的关注"为目标。

开始冥想后，首先要试着关注自己身体的感觉。有脚底触碰到地板的感觉吗？手接触到大腿的感觉呢？臀部接触到座椅的感觉呢？身体被重力吸引的感觉呢？也许都能够感受得到。

专注过身体的感觉之后，下面开始专注于呼吸。要领并非是"有意识地呼吸"，而是要把专注的矛头对准与呼吸相关的身体的感觉。如果是用鼻子呼吸，会感受到空气进出鼻腔的感觉。呼吸时胸口和腹部起伏的感觉如何？能否听见呼吸的声音？能够闻到什么味道？

开始习惯以后，让我们继续关注一些更加细微的地方。我们可能会注意到吸入的气体的温度和呼出的气体的温度是不一样的；也会注意到，虽然吸气时先是胸口开始膨胀，呼气时却是腹部先开始凹陷；以及呼吸之间并不完全相同；每一次呼吸的深度也都各有差异。

像是初次意识到这些事情一样，对这一切报以新鲜感和好奇心吧。

"消除杂念"并非目的

虽然是这样看似简单的事情，但恐怕不到 1 分钟，你的头脑里便会浮现杂念。虽然下意识地去关注呼吸了，但是不知从何时起开始在想别的事情。

或是工作的事或是家事，"之后要去吃什么呢？""那句话是不是说得过分了？""过去几分钟了？"……总之世间各种各样的杂念，都毫无规律地浮现出来。因为脑内 DMN 的活跃，所以其实这是再自然不过的现象。

"我是个心中充满杂念的人，马上就会走神去想别的事情，我不行的。"在实践正念的人中，有因此而来咨询的。这表明部分人对正念的实践方法有误解。

正念并非是为了消除杂念的修行，反之，正念是以生出杂念为前提而设计的技法。所以，即使注意力分散到别的事情上去了，也完全没有必要苛责自己。

那么到底该怎么办呢？需要做两件事。

首先，**要意识到已浮现杂念的事实。**

其次，**温柔而舒缓地回归到"专注呼吸"这件事情**上来。

不管如何回归到专注于呼吸这件事情上，恐怕杂念都会再度浮现。即使如此，要做的事情依然如旧，注意力分散十次就回归十次，分散百次就回归百次，仅此而已。无论杂念浮现的次数多还是少，都无须在意。

呼吸是意识之锚。

实践正念时，你的意识就像飘浮在广袤的大海上，而在你的意识周围，有海潮、波浪、强风般的杂念汹涌而来。每当此时，虽然感觉意识就要被冲走了，但只要船锚仍在，就无须担忧。只要呼吸不会丢，意识就不会漂得太远。

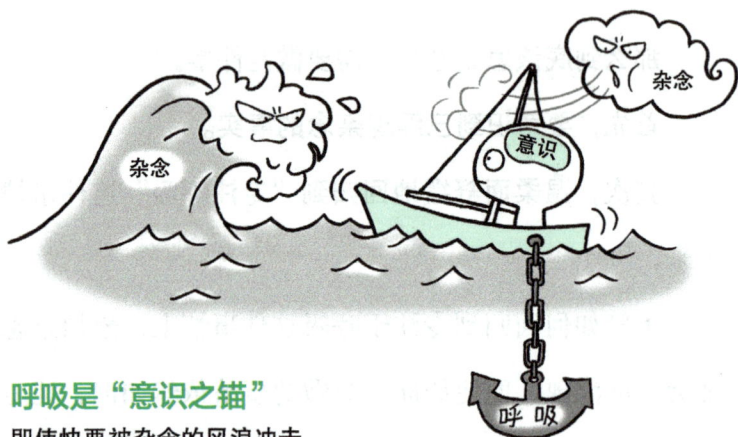

呼吸是"意识之锚"

即使快要被杂念的风浪冲走，
只要不把呼吸丢了，就不会"漂流"

　　反复说过多次，消除杂念并不是目的。相反，**看清了自己的内心是如何"杂念丛生"的就是收获。**

　　负担着脑疲劳的我们，并不能随时意识到杂念的存在，而是任由意识随波逐流。所以，单单能够"意识到"，就已经是很大的进步了。

· 脑疲劳来自"过去及未来"

解释到这里，可能很多人会有疑惑："为什么要专注于呼吸呢？"也有人可能觉得，这果然太像冥想了，说不出为什么有些抵触。关于这一点，让笔者来说明一下。

正念虽然也包含了注意力训练的层面，但实际上，其本质并不在呼吸。那么到底是要做什么呢？是要专注于"当下"。

尝试过冥想的人请回想一下，在你闭上眼睛的时间里，是否不断地浮现杂念？恐怕大多数杂念都是有关过去发生过以及未来将要发生的事情吧。

脑疲劳，产生于过去及未来。不是对已经过去的事情耿耿于怀，就是对尚未发生的事情充满不安，总之，注意力就不曾停留在"当下"。这种状态持续慢性化，人就开始感到疲倦。抑郁症患者常见的症状——反刍思考就是典型的例子。

人的大脑一旦放空，就会开始想过去或未来的事情——这正是杂念脑回路 DMN 的本来面目。

你的意识是否也一直在过去及未来之间穿越呢？脑海中是否也充斥着"过去的我"以及"或许正要迎来的未来的我"呢？是否忘却了"当下的我"呢？

从过去或未来的压力中解放出来，才是正念的目的。

这个概念是由在美国加利福尼亚大学洛杉矶分校（UCLA）正念研究中心（Mindful Awareness Research Center，MARC）担任教育指导的戴安娜·温斯顿（Diana Winston）提出的。

如果被之前的事情或之后的事情占据内心的状态变成理所当然，人就会忘记专注于"当下"。这与总是朝一个固定方向弯曲关节，身体就会僵硬、失去柔韧性是一样的。

就像朝与以往不同的方向活动或舒展关节或肌肉、做伸展运动一样，尝试着把总是专注于过去及未来的意识刻意放到"现在"。可以说正念是为了建立不易疲惫及不易受伤的内心的大脑伸展运动。

如果想让大脑得到充分的休息，首先要体会身在"当下"的状态。正念呼吸法，正是为此而生的技法。

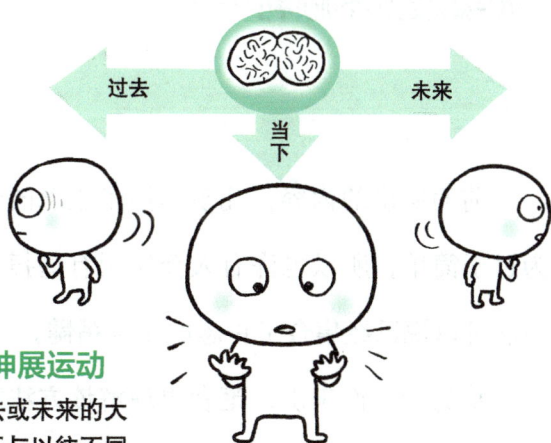

过去　当下　未来

正念是大脑的伸展运动

让总是执着于过去或未来的大脑尝试练习专注于与以往不同的方向——当下

另外，正念时大脑的状态，或许可以说是接近赤子的状态。

小孩子对一切事物都充满新鲜感，他们对当下的事情会投入莫大的关注，不会因一边做事一边对别的事情耿耿于怀而烦恼。正念会帮助我们找回犹如初遇这个世界般的赤子之心。

▪ 如果感觉不顺利⋯⋯

前面所讲的内容，几乎囊括了正念的所有本质。因为过于简单，所以也许有人会感到有些扫兴，但正念呼吸法可以说已经集合了正念的全部精髓。

从另一方面来讲，笔者也理解该方法实践起来并不是那么容易的。

前作《高效休息法 世界精英这样放松大脑》发行后，我在回到日本期间，受到了各种媒体的采访。那个时候印象最深刻的是很多记者都问了以下问题。

"这种方法是正确的吗？"

"一天几分钟比较合适？"

"是否应至少坚持半年，否则没有效果？"

之前也曾反复强调过，正念几乎没有"必须如此"的规则。总之，要将实用主义贯彻到底。

除专注于身体的感觉以及呼吸之外，按照自己的方式安排调整即可。

比如，如果不习惯座椅，跪坐也可以；习惯坐禅的人，盘腿坐在地板上也可以；就寝之前躺卧着也可以。

座椅本身并没有什么深刻的含义，只是盘腿或跪坐的话腿容易麻，躺卧的话又容易犯困，此外，深陷在沙发里可能无法自然呼吸。这样看来，坐在座椅上不是更为合理吗？仅是出于这样的考量而已。

正念的核心是"Let it go"——保持现状不变。对于类似"必须××""不能××"这样单方面决定的态度，我们称之为"评判"（Judgemental），正念很排斥这种评判。

前作已经再三强调过不妄加评判的重要性，但依然有很多记者询问"这样做对吗"或者"所需持续的时间"之类的问题，所以给笔者留下了很深的印象。

当然，笔者并不是在责怪他们。问题是，我们为何会被"评判的咒语"束缚至此。

不必遵循固有的形式，探寻最适合自己的方式才是更重要的。

· 只需 5 天就可以感受到效果

最后，介绍几个也许会让你有所启发的技巧。

首先，正念时的小技巧有贴标签的方法。该技巧说是"方法"有点夸张，只是配合呼吸从 1 数到 10 而已。以"一吸一呼"为 1 个单位来计算，给每一次呼吸贴上"1""2"……的标签。如果数字过大，则注意力会被分散，所以到 10 为止。然后重新计数，从 1 开始。

"如果只是专注于呼吸，马上就会产生杂念……"有这样特点的人适合采用贴标签的方法。这种方法不仅可以让心灵放松，还具有集中注意力的效果。

另外，如果要尝试正念，一天花费 5 分钟也好，10 分钟也好，建议每天坚持下去。可以的话，最好固定时间和场所。

虽然说大脑具有可塑性，但为了让大脑产生变化，持续的推动是不可欠缺的。之前介绍过的布鲁尔的实验，其被试对象是有 10 年以上冥想经验的人士。人类的大脑非常热爱习惯，所以在同一时间、同一场所每日坚持，更易于产生效果。

只是，不要有"坚持 10 年没戏"之类的思想，不要轻易放弃。

实际上，已经有研究证实仅坚持 5 天正念就会有效果，短期的实践也并不是毫无意义的。

先以 1 周为单位坚持，看看结果如何。倘若不能坚持，也无须苛责自己。要贯彻"不妄加评判＝保持现状不变"的思想，请彻底以自我为主来进行安排。

在此之后，暂且先尝试 1 分钟看看。

一切都是从这里开始。也许仅耗时 1 分钟的这次正念，会成为左右你大脑的未来的分水岭。

防止脑疲劳的饮食

如果有人问我"要防止脑疲劳，怎样的饮食比较好？"我会回答："地中海料理。"在地中海地区能吃到的食物被认为可以有效预防精神压力、心脏病、阿尔茨海默病，甚至是抑郁症。

· 每天都应摄取的食物——蔬菜、水果、坚果、豆类、薯类、谷物、鱼、橄榄油、奶酪和酸奶

· 应适量摄取的食物——鸡肉和鸡蛋

· 应尽量控制摄取的食物——红肉

但是，关于这种饮食习惯可防止脑疲劳的说法，有不少是缺乏依据的。以上的信息也并未通过随机对比试验等进行严谨的科学论证。关于饮食，按遵循某种饮食习惯的人群和不遵循这种饮食习惯的人群进行分类，并进行长期跟踪比较的试验，其实是很困难的。

但这种饮食习惯被认为对大脑有益的理由其实也是很多的。首先，水果中蕴含的类黄酮有抗酸化作用（可降低

身体的氧化反应），鱼油中蕴含的 ω–3 脂肪酸也被认为对神经细胞膜的软化以及提高神经传递速度有所帮助。这种氧化反应在阿尔茨海默病患者的脑内也可以经常看到，被认为与脑细胞的死亡有关。

适当地降低热量的摄入以及补充水分也被认为可以有效缓解脑疲劳。此外对大脑有益的食物还包括高丽参和银杏果等食物。

另外，鸡胸肉等蕴含的咪唑二肽、维生素 B_1、α – 硫辛酸、肉碱、泛酸、柠檬酸、辅酶 Q_{10} 等物质被认为可以减缓脑疲劳，不过这一说法也有待进一步验证（有效的科学验证）。

有趣的是，据说如果调整好肠道菌群对大脑也有益处。目前关于肠道等消化器官与大脑关联性的研究的相关报告称，将老年老鼠的肠道细菌移植到青年老鼠体内后，青年老鼠的老化速度有所加剧。可以有效调整肠道菌群的食物包括纳豆和酸奶等发酵食品。

由于饮食造成的肥胖以及所谓的代谢综合征，也会对大脑产生不良影响。肥胖是抑郁症的温床，同时也被认为是抑郁症的结果。由精神压力及愤怒所带来的"冲动饮食"显然就与之相关。

由此可知，不仅是"吃什么"，"如何吃"也至关重要。正念对于抑制"想吃"这一欲望也是有效的。根据20多个研究的 Meta 分析证实，80% 以上的研究证明正念可以改善饮食过量以及由情绪引发的饮食行为。

根据各种数据，正念也作为减肥的方法被逐步推广。正是因为正念是从大脑这一源头来改善饮食行为的，所以正念对于降低体重、血糖、内脏脂肪和改善代谢综合征肥胖等的效果也非常值得期待。

具体说来，对于进食这一行为除了采用"饮食冥想"（P52）、"扫描全身法"（P100~P101）和"记录饮食日记"的方法之外，还要注意"想吃"这种冲动性欲望（即渴望，Craving），并意识到由此引起的身体变化"RAIN"（P88~P89），有报告证明这也是行之有效的。

心事重重时
动态冥想

对此类情况有效!

- 提高集中力和注意力
- 达到心流状态(Flow State)

❶步行冥想

- 自己决定步行速度，但建议刚开始时走慢一点
- 有意识地留意手脚肌肉、关节的动作，以及与地面接触的感觉
- 给自己的动作贴上标签，例如"右和左""上和下"等

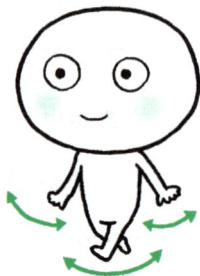

❷以站姿进行动态冥想

- 站着并将双脚打开至与肩同宽，向两侧伸出双臂并缓慢抬高
- 专注于手腕肌肉的变化、血液下流的感觉，并感受重力
- 双臂抬高后，再缓慢放下（重复的动作）

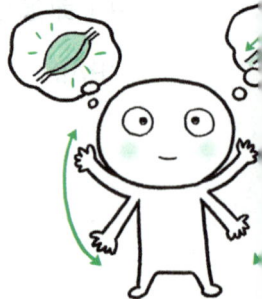

摆脱让大脑疲劳的"自动驾驶状态"!

当今时代,是多重任务并行的时代。谁都是在做着某件事的同时还在做着别的事情。日常的所为越是处于"自动驾驶状态",脑海中越容易浮现杂念。这种状态一旦常态化,注意力和集中力就难免下降。让我们来尝试一下谷歌公司的员工研修 SIY 课程时的动态冥想。

POINT

▶ "从走出玄关的时候开始""过了车站的刷卡机后开始"等,提前决定好进行动态冥想的时间有助于养成习惯。

▶ 也非常推荐专注于每日饮食的"饮食冥想"。

---

❸ 以坐姿进行动态冥想

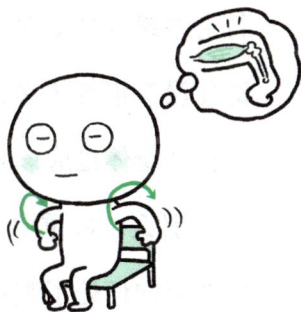

· 感受坐在座椅上的状态,由后向前缓慢转动肩膀

· 专注于肌肉和关节等的细微动作及感觉

❹ 其他方法

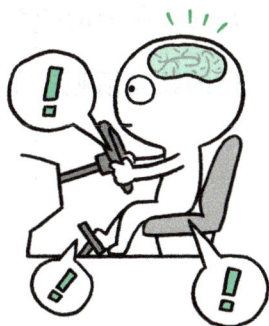

· 专注于日常的动作(穿衣服和刷牙等)

· 开车时,专注于臀部与座椅接触的感觉、手接触方向盘的感觉、控制方向盘以及踩刹车时肌肉和关节的动作等(注意安全驾驶)

· 专注于做广播体操时身体的动作及感觉等

· 为什么人在"自动驾驶状态"下更为疲惫？

之前说过，如果意识被过去或未来占领，大脑会感到疲劳。还有一件事情希望大家知道：我们在日常生活中常常处于自动驾驶状态。

吃饭、步行、刷牙、乘车……我们每天各种各样的行为中绝大多数都不是因有意识地专注于此而进行的。即使没有消耗太多的注意力，就像飞机的自动驾驶模式一样，身体也应该是在自动处理眼前的任务。

那么，最重要的"飞行员"，也就是你本人的意识究竟飘向何处了呢？当然是飘向了过去和未来。

在家中吃晚餐的时候，并没有专注于食物的味道或是摆在眼前的精致料理，而是在想着白天别人对自己说过的某句话吧？早上，在步行去公司的路上，意识已被等待处理的提案或等待进行的商谈夺取了吧？

　　现代社会，大家都并不专心于眼前的一件事，而是在做着一件事情的同时，也在思考和执行着其他的事情，这个时代是"多线程作业"的时代。比如"边走边玩手机"，这正是丧失"当下"的典型的自动驾驶状态。

和"达人"一样，集中力却更容易低下？！

　　在商务工作中，对于像计算机一样进行多线程作业，从而高效完成庞大工作量的人，我们有推崇的倾向。的确，事实上，商业精英中有很多都是"多线程作业的达人"。

　　但是，如果习惯了这样的多线程作业，大脑就会失去一项"重要的机能"，那就是集中力。长期处于自动驾驶状态的大脑，会失去将注意力集中在一处的能力。

员工的集中力是否低下，对企业来说是关乎生死存亡的事情。这就不难理解为何聚集了擅长多线程作业的人才的谷歌，要迅速引入正念课程了。

关于正念与集中力的关系，脑科学研究领域已有很多探讨。**负责分配注意力的大脑部位**（前额叶和顶叶）**的能力，负责处理造成隔阂的矛盾的大脑部位**（前扣带皮层、岛叶和基底核）**的能力，通过正念都可以得到显著提高。

在其他方面，也有研究结果证明正念对 ADHD（注意缺陷多动障碍，即多动症）患者有效。也可以说，容易躁动不安、集中力低下的人，可以通过正念提高注意力。

有研究以某企业的人事部门员工为对象，以每周 2

小时，共进行 5 周的正念实践实验组，对比只是单纯放松休息的对照组，进行了试验。

5 周过后，要求他们在 20 分钟之内完成日程管理等多线程任务，结果果然是实验组的人员显示出了更高的集中力。他们通过正念提高了"对眼前工作的集中力"之后，也可以更加快速地完成多线程任务了。

■ "专注模式"下的大脑发生了什么？

正念与集中力的"联结"，是一种被称为心流（Flow）的状态。

心流是心理学家米哈里·契克森米哈（Mihaly Csikszent-mihalyi）提出的概念，即放松地彻底沉浸在目标之中，能发挥出惊人集中力的状态。

有报告称人们在工作场景中也会出现这种意识状态，一流的运动员也称在创造世界纪录的时候，曾体验过这种放松时的集中状态。

考虑到运动领域等的文字记录习惯，由于也曾使用ZONE 一词表示心流，所以有人会更习惯这样称呼。

本书曾多次提及的马萨诸塞大学的布鲁尔教授，认为心流也和后扣带皮层相关。后扣带皮层是负责DMN的大脑部位中的一处，同时也是负责自我觉知（Self-awareness）的部位。

自我觉知是指"现在正在做这件事的不是别人，而是我"这样的自意识。自意识与前面所说的自己与目标完全相融的心流状态正好相反。

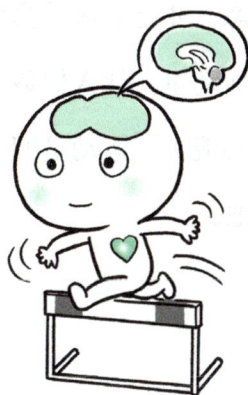

特征 2
自意识变为背景
彻底沉浸于目标
后扣带皮层的活动较少

特征 1
放松与集中共存
不用力过猛 ZONE 状态

心流的 2 个特征

比如，在 2008 年的北京奥运会上，参加女子田径 100 米跨栏竞赛的美国选手洛洛·琼斯（Lolo Jones），在比赛开始后一直处于领先地位，却因被倒数第二个跨栏绊倒而痛失金牌。她说："当时在想'要好好把腿伸长'。"正是因为自意识冒出来，才导致她的 ZONE 状态遭到破坏。

布鲁尔认为，后扣带皮层的活动较少、自意识变为背景的大脑状态，才是心流的真面目。而正念可以减少后扣带皮层的活动量，让人们易于达到放松与集中共存的精神状态（心流）。运动员们来实践体验正念的原因，也正在于此吧。

▪ 将"高效休息法"整合进日常行为中

解除由多线程作业带来的自动驾驶状态，同时达到集中与放松共存的状态的有效方法是动态冥想。这与呼吸法不同，是以自己身体的动作（动态）作为意识之锚的方法。

谷歌公司的员工研修课程 SIY 中也在推广的典型动态冥想是步行冥想。开始时尽量走慢一点，用像龟行的速度边走边感受腿部肌肉的活动或关节的复杂动作、手的动作和脚踩地面的感觉，这一切了不起的动作连起来的样子等，细细地逐一感觉。

过一段时间后，大脑应该又在不知不觉中切换到了自动驾驶状态，开始想步行以外的事情，意识又飘忽起来了。如果意识到被杂念牵着走了，与呼吸法的处理方法一样，慢慢地把注意力引回到身体的动作上来。

如果注意力很容易分散的话，那就加上贴标签的方法。推荐配合腿部的动作贴上"右"和"左"、"抬起"和"放下"的标签并在心中默念。

甚至，不仅限于之前介绍过的方法，在穿衣服的时候、刷牙的时候、开车的时候，在日常的行为动作中都可以应用该方法。比如早上做广播体操时专注于肌肉的活动，练习挥球棒时尝试着配合，在每天的通勤时间也尝试进行动态冥想，试一试设法将它加入各种各样的日常行为中。

顺便提一下，笔者每天早上从家去诊所时，规定自己"开了玄关的门以后就开始步行冥想"。像这样在日常的例行程序中制造好"契机",更易于养成习惯。

· 边进餐边让大脑休息

饮食冥想作为与动态冥想相似的方法,介绍如下。

在此之前,你是否曾听过下面这则寓言?

有一天,独自旅行的男子遇到了凶猛的老虎。他逃跑时被逼到了悬崖边,无奈之下抓住了悬崖边上的藤蔓,开始顺着崖壁下降。但是,悬崖的下边却有另一只老虎虎视眈眈!正当男子腹背受敌时,又有老鼠跑来啃咬藤蔓。

"已经到了剧终吧!"男子正仰天长叹的时候,悬崖的斜坡上生长的鲜红的野生草莓映入他的眼帘。他拼命地摘到以后，开始大快朵颐，发现这草莓竟比以往人生中品尝过的任何草莓都更甘甜美味。

怎么样？"正是穷途末路的状况下，才将食物在'当下'全心品尝"——这则寓言也可以这样解读。

在进行吃饭这种过于理所当然的行为时，我们常常容易忘记"当下"。但是，不必等到在山中被老虎追得无处可逃，我们也可以摆脱自动驾驶状态。方法就是饮食冥想，其中经常使用的是葡萄干练习法，即把一粒葡萄干（当然，不是葡萄干也可以）作为意识之锚的方法。

首先，仔细观察葡萄干。像是第一次见到葡萄干一样，把它放在手心好好看一看。它是什么颜色的？它是什么形状的？能感觉到它的重量吗？表面上是否有皱纹？手指按下去时的触感如何？什么气味？手指轻敲时的声音如何？放在嘴唇上的触感如何？

无论多么细微的点都可以，尽力专注于细微之处。不仅是视觉，还有触觉、味觉、嗅觉和听觉，调动全部感官去感受。

下面，将葡萄干放入口中。不要立刻开始咀嚼，要像舔糖果一样轻舔。葡萄干现在在什么位置？葡萄干碰触到口腔时是什么样的感觉？能感觉到味道吗？

最后，缓慢地咀嚼葡萄干。葡萄干的味道会越来越清晰。是什么味道呢？分泌出唾液后，口腔内发生了什么样的变化呢？咽下去以后，其通过咽喉及食道的感觉是什么样呢？

饮食冥想的优点在于可以集体体验。

正念对儿童的大脑也会给予令人惊喜的影响，但对于小孩子来说，使其专注于呼吸也许有些困难。

如果是专注于食物的饮食冥想，相对而言就会容易一些，请一定要在家中尝试一下。

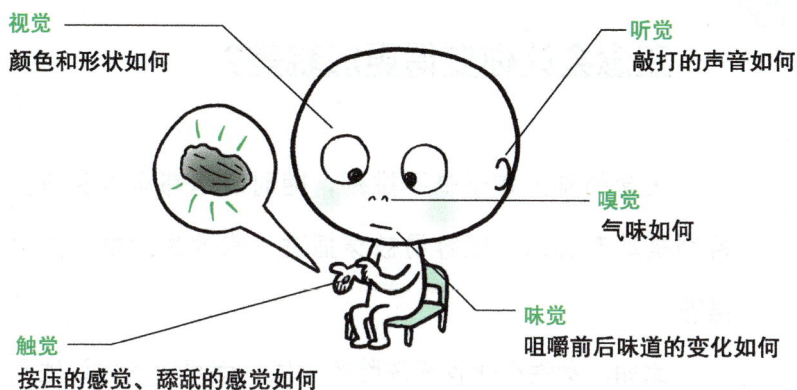

视觉
颜色和形状如何

听觉
敲打的声音如何

嗅觉
气味如何

味觉
咀嚼前后味道的变化如何

触觉
按压的感觉、舔舐的感觉如何

使用五官感受"当下"

葡萄干练习是什么?

正念会让你变得更加貌美？

正念的魅力在于毫不挑剔，随时随地都可以实施。特别是动态冥想，很容易被穿插进日常的生活中，值得推荐。

比如，女性在化妆或洗脸的时候，就可以有意识地专注于"当下"。男性也可以在刮胡子或是擦鞋的时候，试着留意自己有没有因为过去或未来的事而忧虑。

另外，要说正念的效果，一般人都会认为是在提高注意力或是控制情绪方面，但其也可应用于广泛的领域。

在卡巴金的古典研究中，持续了8周的正念实践的结果是，显著提升了干癣这种皮肤疾病的康复速度。

也有数据显示，正念对基因层面的皮肤代谢速度也有影响。至少其可以强化免疫系统，因此可以说正念对于伤口的愈合是有促进作用的。

换言之，对于皮肤、头发和指甲等来说，正念的正面影响值得期待。如果肌肤的再生循环可以加快的话，人们就可以保持美丽。

另外，我们知道正念可以有效抑制压力激素的分泌，因此也可以期待其间接的美容效果。

压力激素是导致皮脂增加、皮肤干燥和自律神经平衡紊乱的因素。因此，如果通过正念抑制其分泌的话，就可以减少由过多皮脂导致的皮肤痤疮和粉刺，让干燥的皮肤恢复湿润，以及抑制脱发等。

甚至从调整自律神经的作用考虑，正念也可以有效改善经前综合征（Premenstrual Syndrome, PMS）的一系列症状，如疼痛、疲劳、倦怠感和烦躁。

因此可以说正念能让你变得更美——这对于热衷于美容的大多数女性（当然也包括男性）来说无疑是福音。

因为正念是从大脑来改变一个人，所以其带来的不光是外表的美，也包括由内在的变化所导致的美容效果。因为美容与压力关系很大，所以通过促进内心的健康给外在带来积极作用的想法十分重要。

数据表明，以正念行慈悲心（P116~P117），可以促使脑内分泌后叶催产素。后叶催产素是母亲在给孩子哺乳时分泌的物质，是加深人与人之间的情感纽带的激素。

美国的心理咨询师对于夫妇感情变得冷淡的伴侣，甚至会直接给予"请摄取后叶催产素相关药物"的建议。

如果通过正念有效促进后叶催产素的分泌，那么即使是没有了新鲜感的伴侣，或许也可以重燃爱火，这对于家庭关系也具有正面影响。

大部分的精神压力都来自身边的人际关系。我们可以通过促进爱情激素的分泌，减轻人际关系中的压力，从身心两方面保持美丽——如此美好的效果可以期待通过正念来实现。

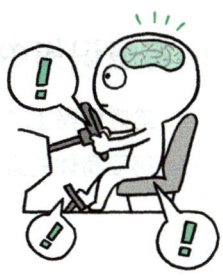

压力导致身体状态不佳时

压力呼吸化法

对此类情况有效!

- 消除压力
- 消除压力造成的紧张(肩膀僵硬等)
- 改善其他身体不适

❶ 意识到压力带来的影响

- · 采取正念呼吸法的基本姿势
- · 将造成压力的原因总结成"一句话"
- · 在心中默念这句话,并感受自己的内心
  及身体有何反应

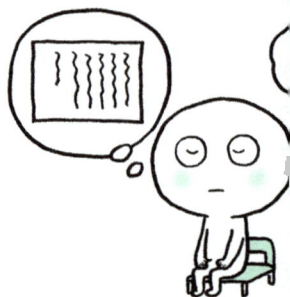

❷ 将意识集中到呼吸上

- · 给呼吸贴上"1""2"等标签
- · 感受身体的紧张逐渐得到舒缓

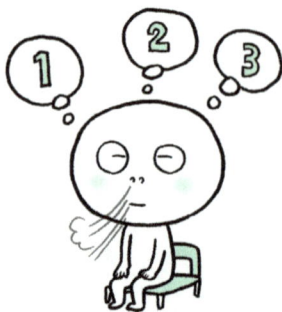

改变大脑构造，改变对压力的认知

压力虽然是脑内现象，但如果放任其慢性化则会对身体造成各种各样的影响。刚开始可能只是感到身体疲惫，出现肩酸背痛之类的症状，但逐渐加重后会导致剧烈腹痛、肠胃炎等。意识到压力对身体产生的影响后，可以尝试由大脑（前额叶和杏仁核）开始改善的方法——压力呼吸化法。

POINT

▶ 身体疲劳的主要原因仍然在大脑。

▶ 将产生压力的原因总结为短句后，可以使自己的"认知扭曲"
客观化。

❸ 将注意力扩散至全身

· 将注意力扩散至全身（设想全身都在呼吸）

· 吸气时，设想对压力有反应的身体部位在"吸气"，随着呼吸，让该部位逐步放松

· 继续将注意力扩散至周围的空间

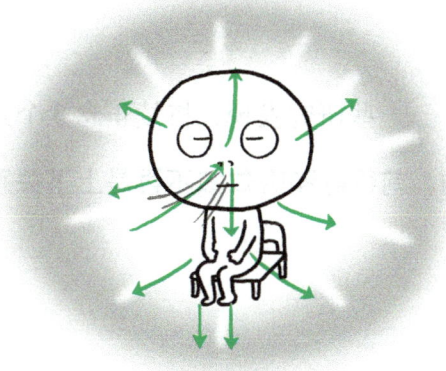

· 脑内的"不平衡"招致压力

听到"大脑疲劳",人们首先想到的都会是压力吧?因他人(或者是自己)而产生的焦躁,对以后的事情充满不安和紧张,这些情绪会唤起大脑的一些压力反应。

而坚持正念到一定程度,大脑会具备减轻压力反应的能力。这段过程可以自行验证,标准是以下的正念体验3阶段。

①初期——因专注于"当下"而感到兴奋。

②中期——意识到杂念,能够重新专注于"当下"。

③后期——不必刻意努力,心常在"当下"。

一些研究发现,持续正念3个月以上的实践者的脑内,前额叶和杏仁核不再是上下关系,而是会形成更为正向的对等关系。

以简易的图示来看，如果前额叶相当于人类的理性，那么杏仁核就对应负责感性的部位。

据说，杏仁核也存在于数亿年前的鱼类中，是大脑中最为原始的部位，**负责在受到外部的威胁时最优先保护自己的动物本能的运作任务。**

当受到一定的外部刺激后，杏仁核就会引发不安或愤怒的情绪，这正是压力反应。对于这种情况，通常会由理性的前额叶下达指令，试图抑制感性的杏仁核并使其镇静下来。

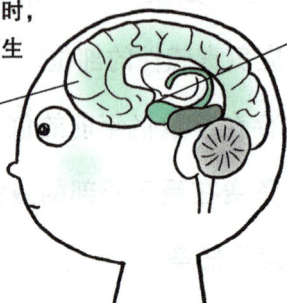

特征 **2**

负责不安或愤怒等情绪
面对危险或窘境时，
压力反应由此而生

杏仁核

前额叶

特征 **1**

负责保护自己的
动物本能的运作任务

杏仁核的 2 个特征

　　如果杏仁核过度活跃且已达到前额叶无法抑制的程度，交感神经作用便会引发心悸或过度呼吸等身体症状。这也是所谓的**恐慌症发作**状态。

　　但是，对于经过正念训练的大脑，其前额叶与杏仁核的上下关系本身发生了变化。也就是说，不再是前额叶由上而下地传达指令抑制杏仁核，而是**两者取得了更为对等的平衡，两者处于相互协调的状态**。

要改善类似恐慌症发作的激烈压力反应，只依靠理性的压制是有界限的。笔者作为医师也认同，通过正念改变前额叶与杏仁核、理性与感性的协调关系，具备很大的可能性。

通常，感觉到压力会……　　　　持续正念后，感觉到压力会……

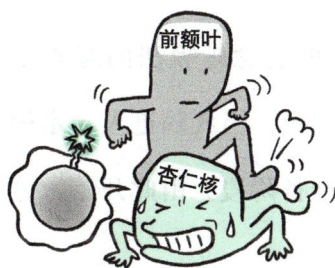

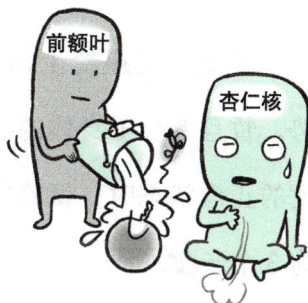

前额叶

杏仁核

前额叶

杏仁核

前额叶（理性）下达指令
抑制杏仁核（本能）

两者协调
应对压力

通过正念改变大脑

用压力呼吸化法缓解压力

即使不至于到恐慌症的地步，压力反应也会以各种各样的形式影响到身体健康，如肩酸背痛、头痛、腹痛和腹泻等。对于因压力而引起身体不适的人，推荐压力呼吸化法。

首先，在座椅上落座，采取正念呼吸法的基本姿势。暂且专注于身体的感觉或呼吸，当大脑进入一定程度的正念状态时，就算完成了准备阶段。由此开始，分为3个步骤。

第一步是要描绘出压力。注意发生令人反感的事情或想到讨厌的人时，自己的身体发生了什么样的变化。

将压力产生的原因**总结为一句话**。在心中默念这句话时，是否感到胸口一紧、脉搏加快、脸上发热和胃绞痛等？

将压力这种无形的东西，转化为具体的身体变化。

第二步是要进行基础的正念呼吸法。在给呼吸贴上标签的同时，将专注于身体僵硬的意识引回到呼吸上来。把一度被过去不愉快的记忆或对将来的不安占据的意识，向呼吸集中，同时感到紧张的身体正在慢慢舒缓。

最后一步是压力呼吸化法的重要一步。将仅专注于呼吸的注意力，扩散至全身。想象整个身体都在"呼吸"，将注意力专注于这种"呼吸"会比较容易一些。

吸气时，建议想象向第一步中有违和感的身体部位送入空气。每当里面有空气通过时，都会带走僵硬感，身体会变得柔软。体会这种开放的感觉。

·比起"疲劳"，更麻烦的是"疲劳感"

我们已经了解了造成脑疲劳的压力反应，那么，其实也有人真的只是**身体疲惫**吧？

关于身体疲劳的科学研究数据虽然仍不充分，但近年已逐步有研究证明，肉体的疲劳也是一种被称为疲劳感的"大脑现象"。

要消除疲劳感，不可或缺的还是运动。众所周知，运动可以改变人类的大脑。例如，平均年龄 60.5 岁的老人，坚持每日 40 分钟左右的有氧运动（快走）1 年以上，其负责记忆的海马体的容积增加了 2%。这说明通过运动，其脑年龄减小了 1 ~ 2 岁，非常令人惊讶。

另外，以慢性疲劳综合征患者（长时间伴随强烈疲劳感且不消退的病患）为研究对象的荟萃分析证实，心理咨询与运动指导具备同等有效性。

与治疗抑郁症一样，对伴随重度疲劳感的纤维肌痛综合征及多发性硬化症等疾患的病人的左额叶进行 TMS 治疗，或通过正念减轻疲劳感，均已有研究报告证实其效果。

通过以上内容，我们可以认识到**即使纯粹是身体的疲惫，休息的主要环节也仍然在于大脑**。

最后，也推荐其他一些能让大脑恢复活力的方法，请参考下页，重新考虑一下缓解压力或疲劳的方法吧。

通过正念改变大脑

方法1 **持有切换开或关模式的仪式**
用听特定的音乐、冲澡等方式
明确区分工作模式与休息模式

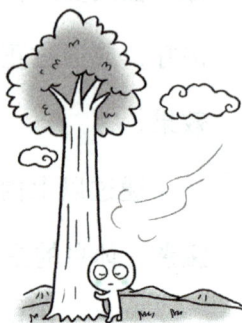

- -

方法2 **接触自然**
接触超越人类格局的非人工产物，
可以促进从日常或工作模式中解放

- -

方法3 **接触美**
美的感觉可以直接作用于大脑的奖励系统和外侧前额
叶皮质

- -

方法4 **培养可以埋头于其中的兴趣爱好**
集中于喜欢的事情，会刺激大脑的奖励系统

- -

方法5 **回到故乡**
养育自己的地方令人安心，而安心是不安的反面

- -

运动选手为何冥想？

曾经世界排名第一的男子网球选手诺瓦克·德约科维奇，其过人之处在于身体的柔韧性以及在比赛最关键时刻爆发时强大精神力量。德约科维奇也是将正念作为自己日常训练的一部分的运动员。

对于被要求具有"在沉着冷静的同时，还需具备攻击性"这样矛盾的精神状态的网球运动员来说，没有什么方法比正念更有益了。实际上，我们经常可以看到他在比赛中时而彰显出的具有攻击性的刚猛一面，以及不受情感影响的冷静一面这两者的共存。

除此之外，迈克尔·乔丹、科比·布莱恩特等篮球运动员，以及游泳运动员迈克尔·菲尔普斯、足球运动员长友佑都和本田圭佑等也都是正念的实践者。

以前，在电视转播画面中我们可以看到网球选手德约科维奇在比赛间隙的休息时间闭住双眼、集中注意呼吸的样子。不仅于训练中，他在比赛中也在实践正念，这着实令人惊讶。

为何如此多的运动员都在实践正念呢？

一方面是因本文中提出的"放松的集中"，正念可以有效地将人带入所谓的心流或 ZONE 的状态。

人在集中注意力于某事的时候，脑内需要去甲肾上腺素这种物质。但如果这种物质分泌过多，身体反而会变得紧张，无法发挥出本来的能力。

这不仅限于体育领域，也存在于学历考试或是商业提案等场合，大部分人对此都曾有过切身体会吧？人们为了发挥出自己本来的实力，在保持适度紧张的同时，放松的状态同样不可或缺。

提起"集中力"，很容易将其想象为一丝不苟、聚精会神的情景，但其实为了发挥出最好的状态，需要的并不是那种热切的集中。如果要达到清醒的冷静意识与敏锐的注意力并存的状态，恐怕没有比正念更好的方法了。

另一方面，因为是运动员的关系，所以重要的应该是"超认知"。各种研究可以证明正念能够通过超越自身的思考与视点，来提高用于俯瞰整体的超认知能力。

这种力量，在大多数的竞技运动中都能成为强有力的武器。比如足球中的威胁传球（直插对手身后的敏锐传球），球员要传出这种球，必不可少的就是拥有能够纵观全场的"鸟瞰视角"。

某位采访美国职棒大联盟的记者曾说过"一流就是视野广阔"，那么也可以说超认知能力能给运动员带来巨大的成果。

最后，与超认知能力相关的还有对痛苦及疼痛感的控制。运动员每天都要不懈地练习，经常会与一定的负荷、痛感和疲劳相伴。这个时候，运动员可以通过正念与眼前的痛苦产生一定的距离，进而继续艰苦地训练。

以前，笔者与前J联赛（日本职业足球联赛）的体育解说员中西哲生先生对谈时，他曾经也提出同样的看法。要扭转比赛中不好的走势，或是调整自身的状态、跨越逆境，正念对于运动员的影响是不可估量的。

PART 4

想跳脱思考怪圈时
"猴子思维"消除法

对此类情况有效！

- 抑制思考的闭环
- 提高集中力
- 避免自我嫌恶
- 改善睡眠质量
- 深度睡眠

❶ 舍弃

- 给思考贴上标签，意识到"已经想了很多遍"的事实
- "已经足够！"把思考清出脑外

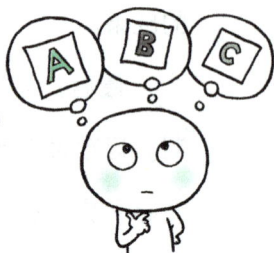

❷ 考虑例外

- 反复出现同一想法，是否因为设置了同样的前提
- 尝试考虑一下这种想法之外的情况

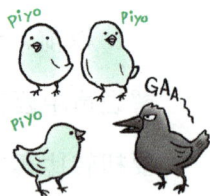

❸ 从贤者的角度考虑

- 如果是自己所尊敬的人或历史上的伟人，他们会如何考虑呢
- 是否将"杂念本身"与"心怀杂念的自己"等同视之了

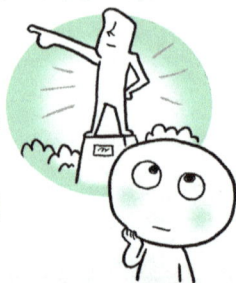

让脑中反复出现的"猴子思维"安静下来

若脑海中出现各种各样杂念漩涡的"猴子思维",会浪费大量能量,不断积蓄疲劳,睡眠质量也会随之下降。这时,首先需要改变对于杂念本身的"认知"。给反复出现的想法命名,便不易于陷入循环。

POINT

▶ 要意识到"杂念＝列车""自己＝月台",这种认知行为疗法是有效的。

▶ "自己"与"自己的想法"不可等同视之。

❹ 不要判断好坏

· 是否以"当下"以外的基准来评价事物了

· 时刻保持"不做评价(不指摘驳斥)"的意识

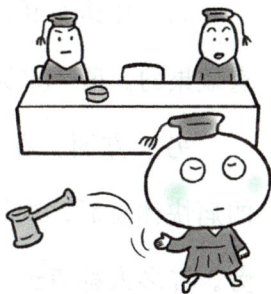

❺ 探索原因

· 这种想法反复出现的原因是什么

· 从自己的"深层愿望"(Deep needs)开始重新思考

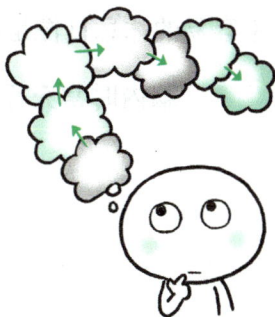

· 无法休息是"脑内猴子"的过错

越南出生的禅僧、世界著名的正念指导者释一行禅师，在法国南部创立了名为梅村的正念研修所。在此推行的研修项目中，有一整日是专为休息而设立的偷懒日。当天不安排任何日程，参与者可自行安排个人日程或步行冥想，或轻松读书，或给家人写信，等等。

为集中进行正念练习，采取一定程度的休息也是很有效果的。请一定尝试本书卷末的"5 日休息计划"。

另一方面，在经过周末"决定彻底什么也不做"的痛快休息后，次日早上却仍感觉到一点都没有消解疲劳。许多人都有过这样的经验吧？那是因为即使身体休息了，而最重要的大脑却并未得到休息。这种时候，好不容易的休息日像是浪费了一样，对此会感到遗憾吧？

"脑内时常充斥着诸多杂念"的这种让人感到遗憾

的状态，在正念中被称为猴子思维。就好像猴子在头脑中吵吵闹闹，让人不得安宁一样。下面让笔者来介绍让这群"猴子"安静下来的方法吧。

· 作为认知行为疗法的正念

正念原本是作为心理压力的消解法而研究设计的。彼时起到主导作用的是马萨诸塞大学医学院的卡巴金教授。

在认知行为疗法中加入冥想的正念减压疗法（Mindfulness-based Stress Reduction，MBSR），是卡巴金独创的方法，因此，他被称为"正念之父"。

所谓认知行为疗法是指通过改变认知（思考方式）进而改善心理问题的技法。最初是以修正行为为主的治疗法（第1代），之后精简为以修正认知习惯为主的方法（第2代）。

卡巴金的MBSR，更加配合了正念，因此被定位为第3代的认知行为疗法。就像之前压力呼吸化法的第一步一样，正念认知疗法也需要将自己思维方式的习惯（可称之为认知的歪曲）语言化，落实到纸面上，从客观看待开始。

实际上，正念具有令人瞠目的认知行为疗法的效果。让笔者来介绍一下牛津大学研究组进行的具有划时代意义的研究吧。相关论文刊登在全球著名的医学杂志——《柳叶刀》上。

该研究将长期接受药物治疗的重度抑郁症患者随机分成两组，一组照常继续接受药物治疗，另一组则完全停药，切换为每周进行2小时的正念。持续8周治疗后，对各组患者的抑郁症复发率进行了为期2年的追踪调查，结果表明两组的复发率竟然无明显差异。

正念与服药的"效果"一致?

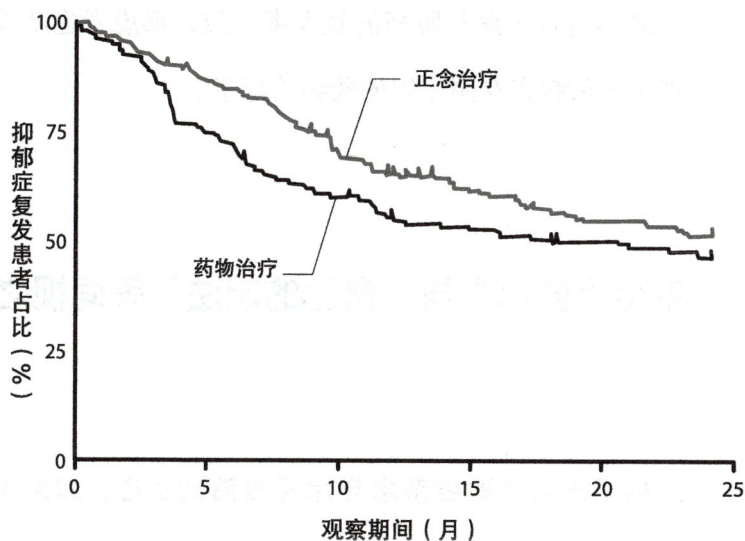

两组的复发率无明显差异!

　　这是相当令人惊讶的结果。对重度抑郁症患者突然停药，是具有一定风险的行为。即使如此，该研究证明了正念具备与服药一样抑制复发的效果，是非常了不起的研究。

既然进行正念与服药的复发率一致，那患者也就没有理由再依赖存在副作用的药物治疗了。

▪ 不将"自己"与"自己的想法"等同视之

猴子思维，即被杂念充斥着脑海的状态，如果想要摆脱这种状态，认知行为疗法是有效的。消除猴子思维，大脑本来的力量会全部得以发挥，不仅是集中力和判断力，读写、计算等处理能力以及创造力都会受到积极影响。

虽然有些突然，但请想象一下自己站在车站月台的情景。这时，车辆进站了，是满载着吵闹的猴子的列车。

列车在车站会稍作停留，但请你留在月台上。过一会儿，列车会乘载着猴群驶离。像这样的列车会接二连三地驶过，你需要做的是不乘坐任何一辆车，只是一直在月台上看着列车的往来。

这很简单，不需言明也能理解，猴子是对"杂念"的比喻。**在此至关重要的是，大家对于"猴子＝杂念"要一直保持旁观者的态度。**

平时，我们常常会回想为何会踏上载满猴群的列车。这其实是把自己也当作了猴群中的一员。但是，你**自己本来也只是盛满了各种各样想法的容器。**就像把车站与列车当成一回事来看是很蠢的一样，没有必要把你自己与猴子等同视之。无论什么样的杂念，都只是大脑一时的访客而已，本来就与你毫无关系。

尽管如此，我们经常容易忘记区分"思考着的自己"与"思考着的事情"。

在耿耿于怀、万分苦恼的时候，常会误认为烦恼的是"我们自己"而非"想法"。无法归纳想法，总是在同一处纠结，感觉自己是在来回兜圈子。

不将杂念与自己等同视之才是消除猴子思维的最佳手段之一。实际上，一直心有余力的人，是将自己与想法区分开，且与想法巧妙地保持着距离的人。

· 给经常出现的想法起个名字

一旦养成习惯，任谁都会很容易注意到一件事情。

头脑中的"车站"中看似有多种多样的列车进站出站，但实际上，**不外乎也就是几个种类的列车在循环往复而已**。而且，含有恶意的列车更是其中的一小部分。

意识到了这些反复出现的列车，请为其贴上标签，也就是"给想法起个名字，使自己意识到认知的歪曲"。虽然有很多种方法，但还是在压力呼吸化法中讲过的总结成一句话的方法比较好。贴标签的效果非常显著。即使快要被杂念牵动了，一想到"啊，又是这趟列车啊。"就能沉着平静地处理了。

具体的处理方法在 P74 和 75 已经介绍过了，其中最重要也是最简单的一点就是"④不要判断好坏"。反复出现的有些棘手的杂念，多少都含有一定的偏见，即"××很好""××不行"之类的价值判断会隐含其中，会影响平顺的正常思考。

请记住，正念的根本是不做评价。去除价值判断以后，那些认知实际上可能没有任何根据。意识到这一点后，吵闹的猴子列车便不会再次在你脑内的"月台"中停留了吧。

没有必要乘坐猴子列车

杂念
= 猴子列车

意识
= 车站的月台

不乘车，
目送列车驶离

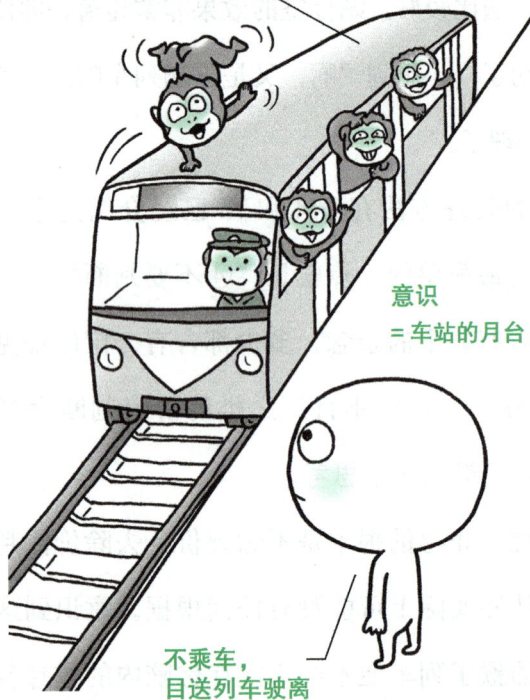

被杂念牵动的人，是将自己与猴子"等同视之"了

衰老与正念

研究表明，坚持瑜伽或冥想的人即使上了年纪也可以维持流动性知性。所谓流动性知性是指不像知识那样具有固定性的知性，而是具备柔软思考的知性能力。通常，超过一定年龄，人的流动性知性就会降低，但是冥想可以减缓这种趋势。

有数据表明，冥想可以有效抑制基因老化。比如有过冥想经验的人，其体内对维持长寿基因端粒有所贡献的"端粒酶"的活性就会变高。据说初学者仅需坚持冥想 6 天，体内的"端粒酶"活性即可升高，因此，即使从今天开始冥想，也是非常有价值的。

那么它对阿尔茨海默病的效果如何呢？在阿尔茨海默病的初期阶段，DMN 的主要部位之一——后扣带皮层的活动频率提高，但是随着病情的发展，其活动频率会逐渐下降。另外，观察阿尔茨海默病患者的脑部可以发现，其大脑的疲劳物质——"β‐淀粉样蛋白"集聚在 DMN 的关联部位。由此看来，阿尔茨海默病能反映出 DMN 的过度活动以及脑疲劳的积累。

虽然仍有必要进行进一步的验证，但我们可以期待能够镇定后扣带皮层活动的正念对于预防阿尔茨海默病的效果。实际上，我们通过观察冥想者的脑内，可发现 β－淀粉样蛋白的组成正在改善。

现在都在说已经到了"人生 100 年的时代"，我们不仅要注意身体健康，也要保持大脑的健康。应对大脑老化，正念或许将不可或缺。

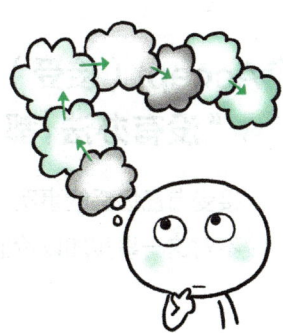

被愤怒、冲动冲昏头脑时
RAIN

对此类情况有效！

- 平息怒气
- 控制欲望
- 抑制冲动
- 减肥
- 戒烟

❶ Recognize（认知）

➡ **"啊，我生气了"**

- 认识到自己内心升起的愤怒
- 不将"愤怒"与"愤怒的自己"等同视之

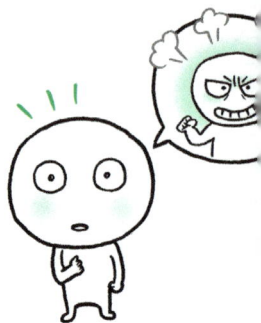

❷ Accept（接受）

➡ **"没有办法，都是凡人"**

- 接受自己愤怒的事实
- 不对这一事实加以价值评价，允许其存在

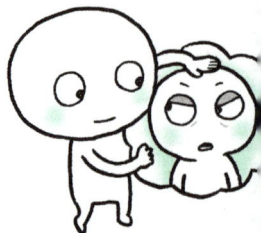

创造一个不会被"杏仁核挟持"的脑构造

当大脑承受过多的压力时，负责本能反应和情绪的杏仁核就开始失控。通常情况下，负责理性思维的前额叶能够对其加以抑制。坚持实践冥想，可以创造出能实现两者平衡的脑构造。感到怒火中烧时，以 RAIN 的 4 个步骤来控制冲动吧。

POINT

▶ 对于愤怒以外的其他各种冲动情绪（如渴望）也很有效。

▶ 目的意识越强的人，越不容易放松心情，也更容易冲动。

❸ Investigate（验证）
➡ "为什么会愤怒"

- 观察愤怒时身体有何变化
- 心率变化如何
- 身体哪里感到紧张

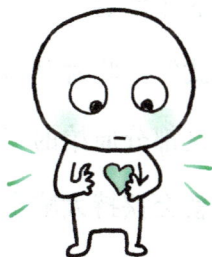

❹ Non-identification（保持距离）
➡ "如果可以平息怒气就好了"

- 不将自己的情绪当作个人的问题
- 剥离愤怒，试着把愤怒当作"他人之事"

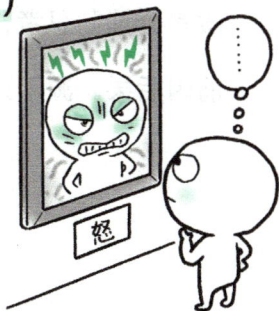

· 对抗"杏仁核挟持"的 4 个步骤

"对下属的失误总是会发火。"

"那个人说的一句话让我怒火中烧，无法自抑。"

"孩子让我非常烦躁，以至于往往对其责备过度。"

......

有很多人对于愤怒都抱有类似的烦恼吧？从脑科学的角度讲，愤怒是大脑为了自我保护而发动的"紧急模式"。此时登场的主人公，仍然是曾经讲过的杏仁核。这部分原始的"动物脑"，一旦经受过度的外部刺激，就会挟持大脑全体开始"暴走"。杏仁核挟持，才是愤怒的真实原因。

杏仁核"暴走"时，会分泌大量的肾上腺素，这种激素会抑制思考，令人失去理智，有时会令人无法辨别前因后果。源于这样的背景成因，往往事后回想起来会后悔当时为何那样生气。

愤怒是瞬间的情绪，因为有各种各样复杂的原因，所以即使是精神医疗临床方面，治疗起来也很棘手。

"感到愤怒后请等待 6 秒。"诸如此类的愤怒管理备受瞩目，但坦白地讲，收效甚微。

在此一定要推荐的，是可防止杏仁核挟持的 RAIN。

接受自己已然感到愤怒的事实，并将其作为身体上的变化重新审视，这一点与压力呼吸化法非常相似。此外，不将愤怒与自己等同视之、与其保持距离的方法，在讲猴子思维消除法的时候也已经提及。

思考活动被抑制
无法思考前因后果、不管不顾

杏仁核过度活跃
已到了前额叶无法抑制的程度

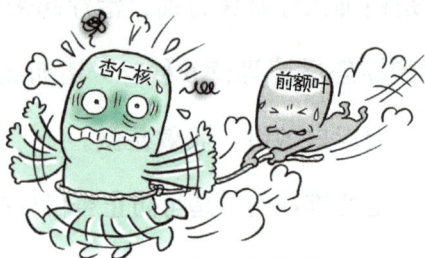

为自我保护而启动的
"大脑紧急模式"

杏仁核挟持是指?

在愤怒的冲动极度强烈的时候,建议将注意力专注于自己的呼吸上。呼吸是意识之锚,即使烦躁的惊涛骇浪袭来,只要紧紧抓住这名为"呼吸"的锚,就不会轻易地远离"当下"。

· 对于冲动性暴饮暴食和吸烟也有效果

通过 RAIN 的方法解除杏仁核挟持，也适用于除愤怒以外的各种冲动。"想吃甜食""想暴饮暴食""想吸烟""想饮酒"——这些冲动的欲求称为渴望（Craving），当我们被这些渴望支配的时候，脑内也发生了同样的过程。

减肥期间想吃零食的时候，首先要正视自己想吃零食的事实。**不要把"想要吃的冲动"停留在冲动上，而是将其变为集中注意力专注的对象。**进一步，当认识到这个事实的时候，关注身体发生了何种变化。

也许有人会想，仅仅如此是否真的会有效果，其实有很多已发表的研究结果证实，**以 RAIN 开始的正念对减肥和戒烟皆有效果。**

例如布鲁尔的研究，就介绍了**通过正念戒烟的成功**

率是通常情况下的 2 倍的实例。而且他还总结了通过正念消解欲望的方法。甚至，他还开发了以正念来抑制冲动为知识基础的 戒烟 App。

我们的大脑充斥着"虽然明白但是却戒不掉"的欲望，通过正念训练，我们可以获得不易被杏仁核挟持的大脑构造。请一定从平时开始注意运用 RAIN 的 4 个步骤，创造"不为欲望所动的大脑"吧。

· 对工作认真的人更易怒

"原来如此，不被冲动所左右的大脑。好吧，努力！"——最后，给下定决心设立新目标的各位做一点提示。愤怒的背后是"认真"和"不留余地"。

想象此刻你正在登山，你脑海中会浮现出什么样的风景呢？如果是正在仰望山顶的画面，那么你是否平时也都是为要竭尽全力完成某件事所累呢？越是这种认真（**目标导向**）的人，越是容易被瞬间的愤怒牵着走。所以，习惯仰望山顶的人，也请试着欣赏登山途中的美景。

　　有一个把立志成为牧师的学生分为两组的实验。研究者对其中一组学生说："请在此时间之前到下一个教室去。"同时，对另外一组学生并不指定具体时间，而只告知教室。在两组学生去往下一个教室的途中，都设置了"将要遇到寻求帮助的人"的意外事件。

　　结果显示，被要求准时到达的那组学生对于寻求帮助的人不施以援手的概率更高。即使是立志要成为牧师的人，被特定的任务占据意识后，都容易忽视自己的职业本质（即帮助他人）。

开始实践正念时，请自问，是否过于执着于远离杂念或冲动？正念并非"理应践行的任务"，而是**在十字路口被红灯拦截时，回归心有余力的状态。**此时不要再盯着手表或手机了，请试着抬头仰望天空。

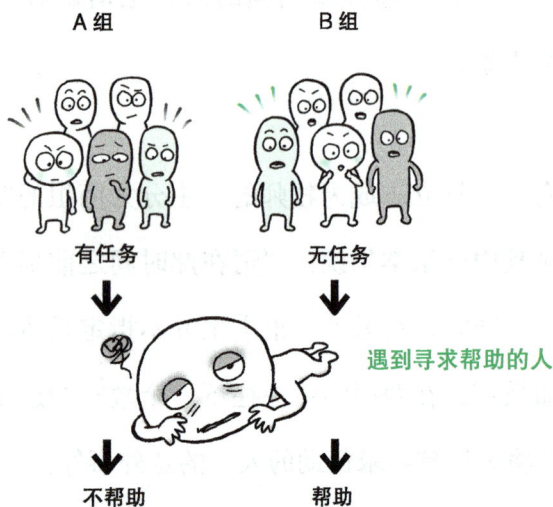

任务意识屏蔽了"助人为乐"

对育儿有帮助的正念

"我家小孩老是待不住""写作业的时候也无法踏实地在桌前坐着"——对于烦恼自家小孩集中力不够的家长们来说，正念也能给他们带来福音。

目前，将正念列入教学计划的举措也屡见不鲜，据说纽约市已经有近8000所学校开始实践正念的项目。还有针对孩子家长的正念辅导课程和针对教师的正念培训丛书。

实际上也有研究报告表明，正念可以使孩子的学习成绩提高。加拿大的不列颠哥伦比亚省的公立学校，针对99名9岁左右的学生，开展了接受正念训练（实验组）以及不接受正念训练（对照组）的分组比较试验。将两组学生的数学成绩进行比较后发现，前者的成绩居然比后者高出15个百分点。

接受正念训练的这些学生，每天除了进行3分钟×3次的冥想之外，在饮食及锻炼当中也加入正念的训练，并持续实践了4个月。这里特别要强调的是，正念的效果不仅限于提高注意力。

这次研究表明，不仅限于数学成绩及注意力，从行动评价、唾液中的皮质醇（压力激素）数值、幸福度等各个角度都可看出正念的积极效果。

结果，进行正念训练的学生们的社交行为特性比未接受正念训练的学生高出24%，攻击性低24%。实验组的学生在认知控制力、情绪控制力，以及正向思考、同情心、压力水平等方面，也都比对照组的学生的表现要好，结果非常令人惊讶。

不仅是学习能力，如果还可以提升自己孩子各个方面的潜能，那么正念对于家长来说将是十分有吸引力的吧。

另外还有报告指出，正念对于改善青少年的行为、亲子关系，甚至是家长的自信等方面也都有着积极的作用。只需每天坚持3分钟，就可以提升家长及孩子的超认知（客观认知）能力，亲子间分歧的发生率便可大幅降低。对于苦恼于青春期孩子态度的家长来说，正念也可能成为解决问题的突破口。

另外，或许也有不少家长觉得即使是 3 分钟，也很难让自己的孩子坚持冥想。

对此，也有必要注意不要成为目标导向，如果是 10 岁以上的孩子，可以针对他们设定一些容易理解的、易于接受的目标，例如"减少考试时的马虎错误""提升背诵能力"等。

另外，也可以给他们举一些践行正念训练的名人的例子，比如足球队员本田圭佑，苹果公司创始人史蒂夫·乔布斯，女演员艾玛·沃特森等人。引用这些名人的例子，容易让孩子产生自主模仿的意愿。

要注意的是，需要选择不会对正念产生妨碍的环境。例如避开周围有电视或游戏机之类的可能分散孩子注意力的场所。另外，也不要让做饭和洗衣服等家务的声音干扰到孩子。

如果在诱惑很多的房间或是在让孩子容易分散注意力的地方持续进行正念的话，会让孩子将正念视作痛苦的"修行"。因此，能让孩子切身感受到放松和愉悦效果的环境也是十分重要的。

身体不适有痛感时
扫描全身法

对此类情况有效!

- 压力性疼痛
- 皮肤病
- 热潮红
- 调节自律神经

❶平躺，专注于呼吸

· 也可以坐在座椅上
· 还要关注伴随呼吸胸腹上下起伏的感觉

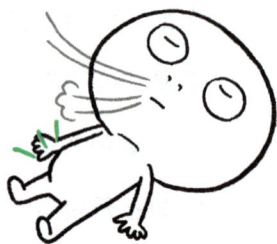

❷专注于左脚脚尖

· 脚底接触鞋袜的感觉如何？
· 脚趾与相邻脚趾之间触碰的感觉如何？

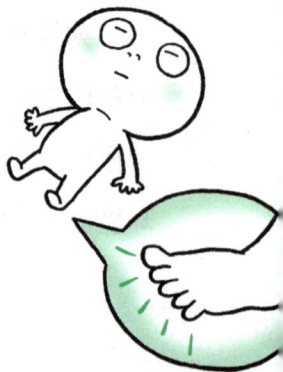

由大脑来消除身体的疲倦及疼痛

大脑的状态会通过自律神经和激素反映到身体上。倘若大脑的疲劳过于严重，身体的一部分就会产生疲劳感，严重时会发生局部疼痛。而正念不仅可以抑制短期疼痛，对于构建能够应对疼痛的大脑结构也行之有效。

POINT

▶ **对于肩酸和全身乏力效果显著。**

▶ **也要注意感受"身体的感觉是如何变化的"。**

-----

❸ 想象由左脚注入空气

· 如右图所示，从左脚脚尖开始"扫描"

· 吸气时，由鼻腔吸入空气，经由全身，通往左脚脚尖

· 呼气时，聚集于左脚脚尖的空气，经由全身，由鼻腔呼出

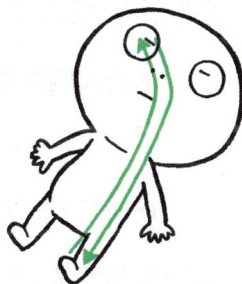

❹ 同样的流程适用于全身

· 由左脚脚尖开始至左腿全体的扫描结束后，将同样的流程用于右腿，左、右手臂，腹部及头部等部位

· 观察有痛感（比如痛感的强烈程度）的身体部位，并"扫描"这一部位

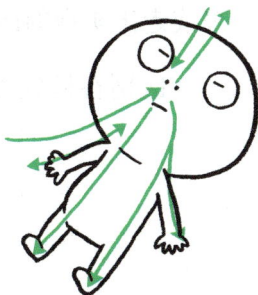

· 是什么造就了"具有复原力"的大脑?

是否曾经听说过"复原力"这个词? 该词原意为因承受压力而变形的物质试图恢复成原本形状的力量,原为物理学用语,在积极心理学中,表示应对内心压力的力量。

复原力较低的内心,在承受一定的负荷后就会"折损"。复原力是保持内心平静的能力,从这个意义上讲,也是大脑休息的基础。

众所周知,经历过战场上大量人员伤亡或轰炸、破坏行为的军人,退役后会受困于各种各样的心理创伤。但有过同样经历的人也存在能否从那样的压力下解脱出来或走出阴霾的区别。

区别在何处呢? 离耶鲁大学最近的退役军人医院设

置有国立 PTSD 中心和临床脑科学部门，研究人员以此部门为核心一直在进行相关研究。他们在报告中称，提高复原力的要素，主要是下面的 4 点。

提高复原力的 4 个要素

要素 1　乐观性
乐观者的大脑前扣带皮层（抑郁症等患者出现问题的部位）活动的变化

- -

要素 2　思考的柔软性
将苦难视为成长的机会

- -

要素 3　社会支持
与他人持续且广泛的交往，或与相似境遇者的互相支持等

- -

要素 4　伦理基准及信念
包括信仰之心等

- -

值得注意的是社会支持（与他人的联结）。观察时发现，它可以抑制分泌压力激素的下丘脑－垂体－肾上腺轴的活动。

而且，因携带遗传基因而易于罹患抑郁症的孩子，即使曾遭受虐待，如果能与他人建立稳定的关系，也可降低抑郁症的发病风险。由此可以推测，**社会支持这一环境因素甚至会对基因的显现产生影响**。

曾主导复原力研究的原耶鲁大学研究员丹尼斯·查尼（Dennis Charney）也曾提及，被俘的军人们会以在单人牢房的墙壁上敲击密码的方法来相互鼓励。

▪ 脑科学中"善于重新站起来的人" 所具备的特征

正念对于强化复原力的效果同样显著。下面就来介绍一下纽约西奈山医学院研究团队的一系列相关研究。

首先，隔绝与肢体接触后，将普通老鼠与一群有攻击性的老鼠放入同一个笼子并经过一定时间，让普通老鼠积累压力。观察发现，经过一段时间后，有的普通老鼠可以主动接触具有攻击性的老鼠，而有的普通老鼠则感到恐惧，无法靠近具有攻击性的老鼠。

那么前者，即"具有复原力的老鼠"的脑内究竟发生了什么呢？

复原力的脑科学机制

感到恐惧、无法靠近
具有攻击性的老鼠
= 复原力低

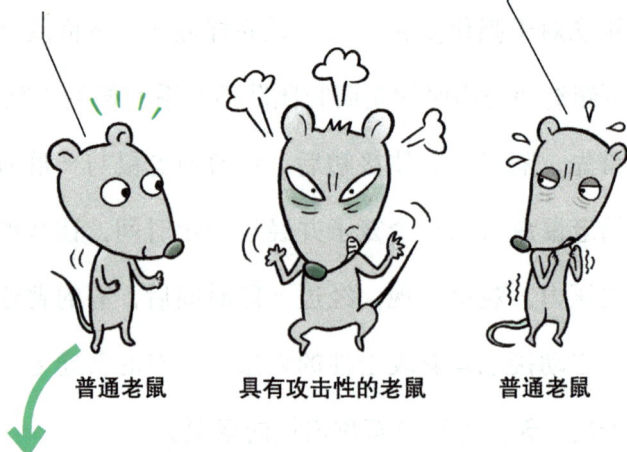

能够接触具有攻击性的老鼠
= 复原力高

普通老鼠　　　　具有攻击性的老鼠　　　　普通老鼠

在脑内

腹侧被盖区与内侧前额叶皮质的联结强化
=
与正念类似的压力减缓效果

可以期待正念提高"内心平和"的效果

一般来说，在承受巨大压力时，于获得奖励时运作的大脑部位（腹侧被盖区）的多巴胺系统将活性化。具有复原力的老鼠的脑内，腹侧被盖区与内侧前额叶皮质的联结被强化，**使试图恢复脑内平衡的机构开始运作。**

内侧前额叶皮质是 DMN 的主要部位之一，同时也是正念所作用的地方。换言之，具有复原力的老鼠的脑内所发生的情况，与正念的压力减缓效果拥有相同的机制。

· 困境中也不慌张的"平和心"是指什么？

接下来，介绍一种能让人不输给困境，可让内心平和（Equanimity）的正念。这是一种仅需 2 步即可实现的简单方法，请参照下页图。

这是使因眼前的危机而恐慌的杏仁核镇静，继而使其下的下丘脑－垂体－肾上腺轴也镇静下来的正念。此外，这种正念可使副交感神经处于优势，从而建立对压力的抵抗性以及内心的平衡。

保持平和心的 2 个步骤

步骤 1　**10 分钟左右的正念呼吸法**

如果脑中浮现出眼前的困境或惦念的事情，
不要焦虑，将意识回归到呼吸上来

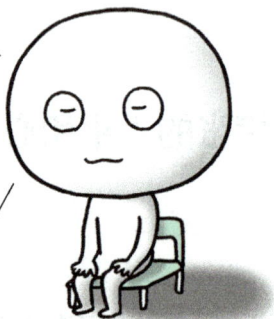

步骤 2　想起令自己不安的事情
在心中反复默念以下句子

"世间本就如此"
"无论对于何种事物都要能够接受其本来的样子"

倘若尝试数次也未能获得内心平静的状态，请不要责备自己。若境遇太困苦，那么内心有所动摇也是没有办法的事情。请接受自己感到不安的事实。

▪ 能够持续奔跑的人对于"目标"并不过度执着

如何越过困境是每个人自己的问题，但有一点却是相通的。

那就是，**大部分的苦难，都是夸张了对将来的不安**。大部分情况下，眼前的麻烦本身并没有多么严重。

超出内心复原力能力范围的那些大量的负荷，并不属于"当下"，换言之，**是从未来预支过来的东西**。反过来说，专注于当下才是提高内心复原力的较为简单直接的方法。

比如，铁人三项中被称为"超级铁人三项"的竞赛，即游泳、自行车和马拉松相结合，且运动员必须完成约226km 的距离。我也从铁人三项的实际过程中感受过面临严酷竞技的运动员的心理状态，这与复原力的本质有相通的部分。

为了在这极其漫长、痛苦的路程中不精疲力竭，**专注于眼前一步的力量**比什么都重要。要专注的不是遥遥无期的终点，而是"当下"。

存在胜负之争时当然不想败北——虽然这种心情最自然不过，但**再没有比竞争心更让我们的大脑精疲力竭的东西了**。

不被胜负的走向牵动，只专注于"当下"的正念，正是与寻求边奔跑边休息的现代人相契合的方法。

· 冥想可有效抑制疼痛的脑内过程

　　保持内心平和非常重要，如果一直承受超负荷，身体便会出现不适。

　　正念可以让大脑产生变化，改变自律神经及激素的活动，对于各种各样的身体症状皆可发挥正面效果。

　　据卡巴金的报告，MBSR（正念减压疗法）对于**干癣（皮肤病）、热潮红（伴有潮红、发热的更年期症状）和纤维肌痛综合征（伴有疼痛及疲倦的疾病）**等各种各样的身体问题皆有效。

　　另外，有数据表明，即使只有 5 天的冥想训练，也可**提高副交感神经的活动**（可见其使身体安定下来的效果）。

　　正念甚至也**具有缓和疼痛的效果**。

　　一旦开始冥想，与控制疼痛相关的前扣带皮层的活动增加，而负责身体感觉的感觉区的活动降低。这是冥想对缓和疼痛的短期机制，有趣的是，**经验丰富的冥想者的机制却与此正相反。**

也就是说，正念的长期实践者的大脑的前额叶活动减少，感觉区的活动反而增加了。由此可以推测，正念并非让前额叶来勉强抑制疼痛，而是让大脑具备接受疼痛并加以处理的可能性。这是前文也曾提及的前额叶与杏仁核的协调状态所达到的机制。

关于对身体的疼痛感或违和感行之有效的扫描全身法，详见 P100~P101。该方法不仅对疼痛，还对于类似身体僵硬、酸痛或倦怠感等疲劳感的出现也很有效果。

扫描全身法的诀窍同样是不妄作评论。向身体的各部分倾注平稳的好奇心，尝试着去关注疼痛有怎样的波动等。通过客观地审视疼痛，逐渐将"疼痛"与"自己"区别开来，这便是第一步。

有助于安眠的正念

我们无法计量睡眠对于大脑休息的效果。除正念以外，只有睡眠才是最重要的休息方式，这一点毋庸置疑。

睡眠是大脑的"沐浴"时间。观察老鼠睡眠时的大脑可发现，脑脊髓液这种清洗液的分泌增多。此清洗液可以冲洗掉 β－淀粉样蛋白这种造成大脑疲劳的物质，由此可以获得大脑的休息效果。

而另一方面，睡眠有不受自己控制的难点。有可能好不容易获得了长时间睡眠，但是由于 DMN 一直在运转，大脑并没有得到充分休息。很多人在睡前都习惯回顾当天发生的事情，但这样容易导致睡眠质量下降。

因此笔者建议，在睡前进行正念。实际上，关于正念的学术研究表明，正念对于改善睡眠质量是非常有效的。

在睡前的 5 分钟或 10 分钟，可以尝试正念呼吸法。躺在床上就可以，然后自然地睡着也没有关系。

正念对于解决夜半醒来这一问题也有效果。由于正念可以使促进睡眠的副交感神经处于优势地位，所以，如果是因为工作或人际关系的压力导致中途醒来，那么就更加推荐使用正念了。

经常听到刚开始实践正念的人谈到"中途突然就会很困"之类的感想，这正是因为副交感神经处于优势地位。但是，如果坚持实践正念，放松及清醒状态就会并存，在正念过程中犯困的状态将会逐渐减少，所以尽可放心。

特将美国国立医院图书馆在网上发表的"良好睡眠心得"分享于下页，以作为参考。与正念相结合，请尝试实现"最佳睡眠"吧。

良好睡眠心得

• **固定就寝及起床时间**（← 让大脑记住生物钟）

• **控制咖啡因等刺激物的摄入**（← 交感神经兴奋不易入睡）

• **将烦恼之事写出来以后再上床**（← 烦恼会让大脑无法休息）

• **早上起床后晒太阳**（← 易于养成固定的睡眠及起床习惯）

• **适度的运动**（← 适度的疲劳有助于睡眠）

• **避免长时间的午睡**（← 会降低晚上的睡眠需求，导致生物钟混乱）

• **控制睡前饮食**（← 消化食物会妨碍睡眠）

• **在床上不要看电视或手机**（← 大脑会误认为这不是睡觉的地方）

• **如果中途醒来请离开床**（← 让大脑记住床是睡觉的地方）

• **养成自己的睡前仪式**（← 大脑乐于接受习惯）

• **让卧室成为可以放松的环境**（← 副交感神经处于优势而促进睡眠）

PART 7

看他人不顺眼时
温柔的慈悲心

对此类情况有效!

- 抑制对他人的负面情绪
- 培养积极的情绪

❶ 保持正念的意识状态

· 将日常的正念呼吸法持续 10 分钟

· 从消极情绪回归到专注于"当下"

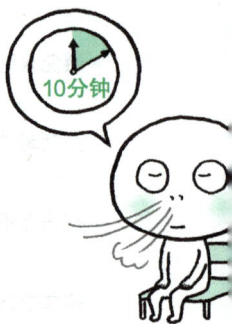

10分钟

❷ 想起那个人

· 想起造成压力的那个人的样子

· 专注于身心的变化（如身体的紧张和心情的变化等）

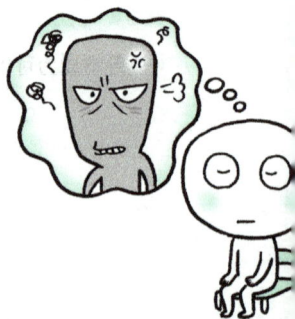

培养消除脑疲劳的"积极情绪"

每个人都会有"无论怎样都无法喜欢的人"。其实，压力的绝大部分都来自人际关系。减少厌恶、嫉妒和愤怒等消极情绪，培养对他人由内而生的爱和慈悲。让我们通过这种方法来创造在脑内不易积蓄疲劳的状态吧。

POINT

▶ 加利福尼亚大学洛杉矶分校（UCLA），也已引进并实践此方法。

▶ 慈悲心可以抑制脑疲劳的成因（DMN 的过度活跃）。

❸ 心中默念祝福语

· "希望你远离各种危险，平平安安"

· "希望你幸福喜乐，安心自在"

· "希望你身体康健"

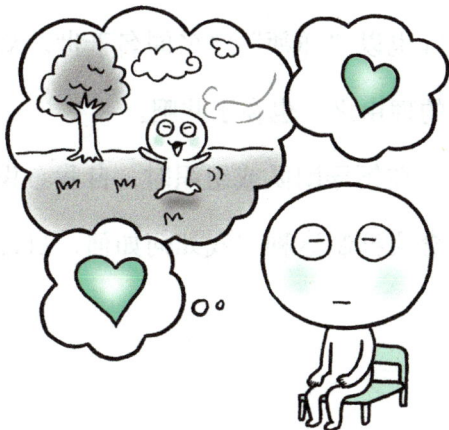

· 正念是温柔待人的技术

菲尔·杰克逊（Phil Jackson）是美国职业篮球联赛 NBA 的著名教练，他曾多次带领迈克尔·乔丹所在的芝加哥公牛队和科比·布莱恩特所在的洛杉矶湖人队取得大赛冠军。

篮球选手如果在比赛中过于以自我为中心则难以获胜。负责管理乔丹和布莱恩特这样拥有卓越能力的明星选手，从而提高全队能力，想必并非易事。

正念有提高团队或组织能力的效果。菲尔·杰克逊教练也以"禅师"之名闻名于世。众多一流企业导入正念的理由之一也在于此吧。

在领导团队或组织时，自我意识有时是一种妨碍。正念会抑制这种"我如何如何，自己怎么样怎么样"的自以为是的意识，培育无私（Selflessness）的精神。

从脑科学的角度来看，这也并非是突发奇想的见解。我们之前已经了解到，正念可以降低负责自我执念的后扣带皮层的活跃度。如果坚持冥想，那么创造出不因自我牵引而失控的大脑，可以高度配合团队协作的大脑，并不是不可企及的事情。

之前笔者一直是将正念作为休息法来介绍、讲解的。其实，正念亦是温柔待己的技术。我们的大脑一边被来自未来及过去的杂念充斥，一边又被规则和价值观束缚。关注"当下"，会让你从这些"咒语"之中解脱，是适度宠爱自己的技巧。

并且，这种善良也将福及他人。之前提到立志成为牧师的学生们，由于心无余力而不去帮助他人的实验表明，因正念而重新获得余裕的大脑，会重新记起应当与人为善。

由此可见，正念休息法，不仅对于你个人、你的伴侣、子女或父母、朋友或同事，甚至对于社会全体都有治愈力。

不只自己，你的家人是否也感到疲倦？

你的同事或同学又如何呢？

日本这个国家，或许也已经非常疲惫了。

正念的究极形态是社会贡献。在美国，正念已经开始适用于政治外交领域，议会内也曾实施过正念。

▪ 对他人的厌恶让大脑更为疲倦

你是否有无论怎样都厌恶的、无法产生好感的人呢？即使不至如此，感觉性格不合的人应该谁都会有。或者与像家人和伴侣等有亲密关系的人的摩擦也始终难以避免。

虽然大部分压力都来自过去或未来，但最占分量的，还是当属产生于人际关系的负面情绪。从这个意义上讲，可以说，**从对他人的消极情绪中解脱出来，才是通往真正休息的最佳捷径。**

对此有效的是在 P116~P117 解说过的慈悲心。依靠爱情、慈悲、温柔、共情、宽容和感谢等，培养对他人有积极情绪的正念。

至此为止介绍过的方法中，从心理上让人感到抵触最多的，也许就是这个慈悲心了吧。

但是，**关于慈悲心的脑科学证据已取得进展，证实其可以实时降低后扣带皮层的活跃度。**

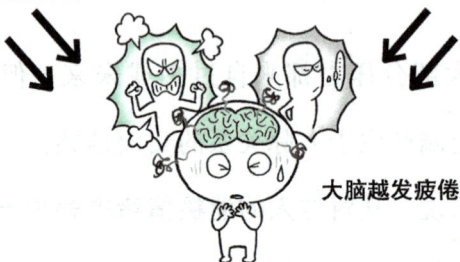

过去
"被说了令人讨厌难受的话"
"受到了严酷的打击"

未来
"如果对我发怒该怎么办"
"不想被讨厌"

大脑越发疲倦

培养"对他人的积极情绪"，
是消除脑疲劳的最佳途径之一

人际关系才是"脑疲劳"的最大原因？

　　我以前参加过加利福尼亚大学正念研究院的项目，彼时也对慈悲心给予了重要定位。在大脑具备可塑性的基础上，如果一直持以慈悲之心，大脑会产生变化是极其自然的事情。

　　积极情绪在人际关系、团队协作、领导力、教育、运动、政治和外交等各个方面都起到正面作用。更为重要的是，可以消除如嫉妒、愤怒和绝望等消极情绪，有效改善失眠和压力等问题。至此，不想再被负面情绪控制的人，请尝试在每日的正念呼吸法之后加入慈悲心的方法。

▪ 正念而生

终于，本书已近尾声。

在此，请允许笔者分享作家朱迪·布朗（Judy Brown）所作的一首名为《火》的诗中最为精彩动人的部分。

火   火焰燃烧之时
     薪柴之间留有空间
     呼吸的空间

     欢愉之事也好
     焚火之薪也罢
     如果堆积得过于盈满
     终将致使火焰熄灭
     仿若桶水
     浇于烈焰之上

Fire   What makes a fire burn
        is space between the logs,
        a breathing space.

        Too much of a good thing,
        too many logs
        packed in too tight
        can douse the flames
        almost as surely
        as a pail of water would.

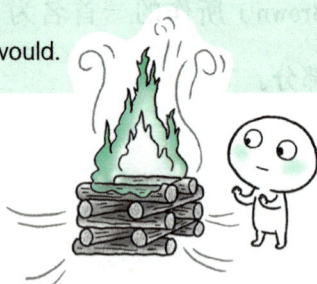

虽然正念本身是非常简单质朴的方法，但最终，改变个人的人生，甚至有时候，改变企业及国家的力量也尽藏其中。

现在，如很多人已经开始意识到的一样，组织和个人成长中所必要的不仅是努力和坚持。为了薪柴持续燃烧，薪柴之间的空间（Space）不可欠缺。

现代人迄今为止追求的都是生财盈利、学习求知和提高能力所必要的成长的方法，所轻视的是休息的方法。原本，为了成长，休息是不可或缺的，可我们对于休息实在是太过敷衍了。

正念最大的功绩，就在于将此方法以脑科学实证为基础体系化。我本人，作为以治愈人心为工作的人，切身感到正念不会仅终结于一时的流行，而是拥有无尽的可能性。

最后赘言几句。正念，不挑剔时间。虽然建议固定时间以养成习惯，但 24 小时随时可行。请一定不要忘记这种"自由"，不必过于形式主义。

明日清晨，从醒来的瞬间开始，对于展开的崭新一日，就请尝试着以惊喜之心去迎接吧。请带着新鲜的觉察去感受"缘何总是可以好好地醒来，而使今天成为今天呢？多么不可思议！"

彼时开始，你的正念的一天，就已经开始了。

正念，包含我们人生全部的睿智。

所以，面对这种简单质朴的冥想，你不想在日常生活试一试吗？

本书，如果能成为诸位正念和生活的助力，我将会无比欣喜。

衷心感谢各位读者。

久贺谷亮

5日休息计划

无论是独居，还是和家人、伴侣同住，都可以使用这份为期 5 天的休息计划。请作为过年期间或暑假等假期中的参考。

以下指南仅供"参考"。不必画地为牢地制造"必须如此"的条条框框，不要被计划束缚。

是否有些意气用事地认为一定要沉浸于休憩之中呢？其实，反而是"不休息也可以"的意识，才能让人得到深层的休息。

[每天要做的事]

· 外出晒太阳
· 接触森林和大海等自然环境（当如初见一般持以好奇之心）
· 泡个热水澡
· 做伸展运动或是瑜伽这种较为温和的运动
· 不要接触数码设备，尤其是社交网络

[前一天的准备]

❶ 切换开或关模式的仪式

以音乐或香薰为大脑建立条件反射机制（Conditioning）。另外，推荐进入休息模式之前去理发。给予一定的信号，大脑会意外地听话而单纯地开始进入"休息模式"。

❷ 整理日常生活

把工作和生活中的压力尽数落于纸面，而后同笔记本电脑或智能手机一起置于抽屉之中。这同样是给大脑传达的信号。

❸ 将家改造成非日常生活的空间

较快的方法就是在室内或庭院中搭建露营用的简易帐篷。想象自己在森林或小河畔的意象导引疗法 (Guided Imagery) 也对大脑效果显著。

第**1**天 〈 让身体休息的"偷懒日"

这一天是偷懒日，也就是"什么都不做的日子"。
总之先让身体得到休息。
即使外出，也请选择自己喜欢的地方。

[清晨]

可以睡到自然醒。起床后进行 10 分钟的正念呼吸法。10 分钟就好。

[白天]

只做最低限度的家务。在烹饪、打扫或洗衣的时候，进行动态冥想。让家务本身成为休息的机会，让大脑获得成长。

[夜晚]

泡个热水澡，缓慢地数"数"。不要熬夜，睡眠要充足。如果难以入眠或夜半醒来，就一边给呼吸贴标签，一边保持平躺进行正念冥想。

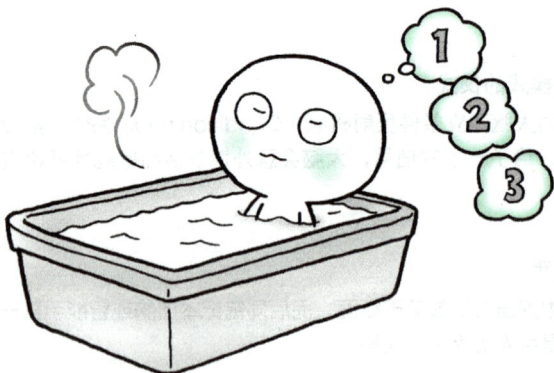

第2天 造访附近从未涉足的地方

身体获得休息后，接下来让大脑开始休息。
首先重复前述中列举的"每日必行之事"，
然后自由自在地过这一天。

[清晨]

早点起床（在前一天，身体获得充分休息、尽早就寝的话，自然会早早醒来）。沐浴在朝阳下，呼吸户外的空气，进行动态冥想。这对肩颈酸痛、僵硬效果显著。

[白天]

如果附近有尚未涉足的地方，尝试去探访。即使是去过的地方，也请选择与平常不同的路径。无论是开车去还是骑自行车去，亦或步行前往，都请结合动态冥想。在做伸展或瑜伽这种温和的运动时，建议参考相关视频。

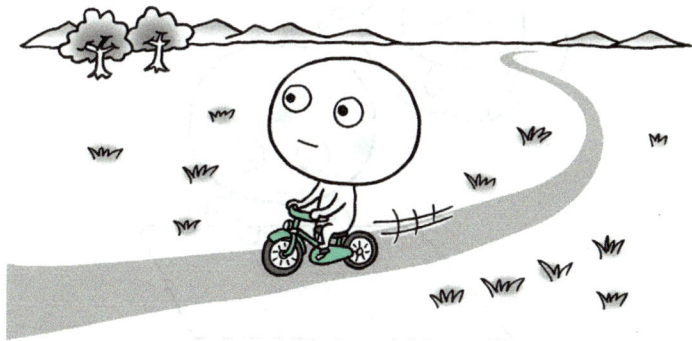

第3天　确认与他人之间的联系

半偷懒日。

自省一下是否为了休息而过于用力了？请想起火与薪柴之间的关系。注意自己是否在不知不觉间用力过度了。

[清晨]

实践 10 分钟正念呼吸法即可。

[白天]

创造确认与他人联系（P104）的机会。较为理想的方式是和朋友或家人面对面，一起愉快地用餐。以及，传递感谢卡、送花、做志愿者活动等，有意识地对他人表达爱意或感谢。也推荐尝试与故乡的人或从前的故人取得联络。

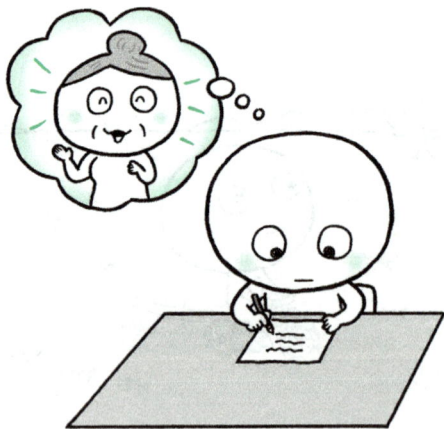

第**4**天 〈 释放欲望(狂野日)

这天是自己的欲求或欲望可以被肆意释放的日子。
至此为止控制的欲望可以尽情释放。
期待感可以调整人的情绪，对于改善抑郁等效果显著。

[清晨]

完成 10 分钟的正念呼吸法之后，请正视并感受自己的生理欲望（如食欲等）
或物质欲望。思考一下这种欲望之所以成立的背景，或满足这些欲望之后会因
此对个人或社会产生的结果。

[白天]

请让自己的欲望得到满足，如去购物、尽情地享受美食等。预先设定好时间和
金额限制，以防事后后悔。

[夜晚]

大约在这个时间段，脑海中可能会开始出现日常琐事或工作的事情。此时可以
通过平和冥想（P108）来保持内心的平静。睡前以"慈悲心"的方法，列举 10
件此刻的自己可以感谢的事情。

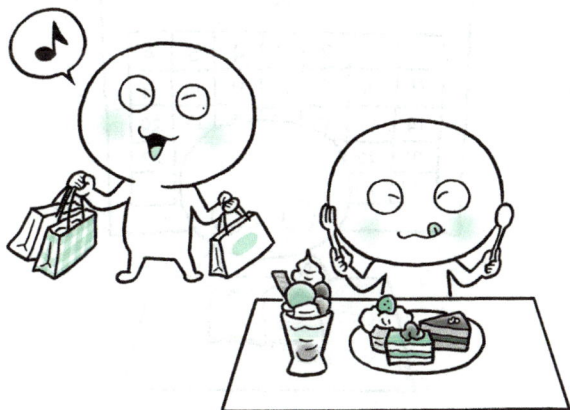

第5天 为使"下一次休息"变得更好

想想"每日必行之事"，同时从早上开始悠闲地度过这一天。或许也会在意明日开始一如既往的日常生活，但坚持实践正念的结果是对日常生活的看法应当已经有所改变。

[夜晚]

举行由非日常模式徐徐回归日常模式的仪式。建议准备记录，规划"下一次的5日休息"计划。为了使"火焰"持续燃烧，事先就需要留有"空间"。这5日间注意到的改善点，也反馈在下次的计划中吧。

世界上并不存在终极的休息乐土。只要你的内心尚未被治愈，就无法拥有真正的休息。而为此最切实可行的方法之一，就是让你的大脑获得休息。

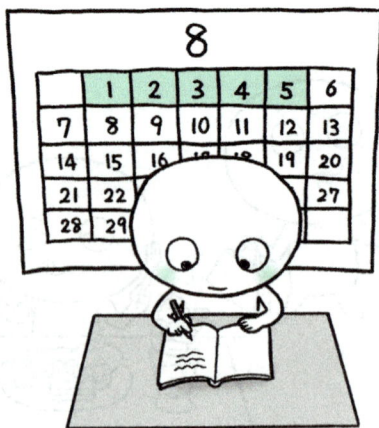

参考文献

- Black, David S., et al. (2015) "Mindfulness meditation and improvement in sleep quality and daytime impairment among older adults with sleep disturbances: a randomized clinical trial." *JAMA internal medicine* 175.4: 494-501.

- Bögels, Susan, et al. (2008) "Mindfulness training for adolescents with externalizing disorders and their parents." *Behavioural and Cognitive Psychotherapy* 36.02: 193-209.

- Brewer, Judson A., et al. (2011a) "Meditation experience is associated with differences in default mode network activity and connectivity." *Proceedings of the National Academy of Sciences* 108.50: 20254-20259.

- Brewer, Judson A., et al. (2011b) "Mindfulness training for smoking cessation: results from a randomized controlled trial." *Drug and Alcohol Dependence* 119.1: 72-80.

- Brewer, Judson A. (2013) "How to Get Out of Your Own Way (and the Brain Science Behind It)." *The Huffington Post*: http://www.huffingtonpost.com/dr-judson-brewer/optimal-psychology_b_3245485.html (accessed 2017-04-01).

- Brewer, Judson A., et al. (2013) "Why is it so hard to pay attention, or is it? Mindfulness, the factors of awakening and reward-based learning." *Mindfulness*: 1-6.

- Brewer, Judson A., et al. (2014) "The posterior cingulate cortex as a plausible mechanistic target of meditation: findings from neuroimaging." *Annals of the New York Academy of Sciences* 1307.1: 19-27.

- Brewer, Judson. (2017) *The Craving Mind: From Cigarettes to Smartphones to Love*s? *Why We Get Hooked and How We Can Break Bad Habits.* Yale University Press.

- Brown, Judy S. (2007) "Fire." In: Sam M. Intrator and Megan Scribner ed. Leading from *Within: Poetry that Sustains the Courage to Lead.* Jossey-Bass.

- Cairncross, Molly, et al. (2016) "The Effectiveness of Mindfulness-Based Therapies for ADHD A Meta-Analytic Review." *Journal of Attention Disorders*: 1087054715625301.

- Charney, Dennis S. (2006) "In session with Dennis S. Charney, MD: Resilience to stress." (interviewed by Norman Sussman) *Primary Psychiatry* 13.8: 39-41.

- Chatterjee, Anjan. (2011) "Visual Art." In: Gottfried, Jay A., ed. *Neurobiology of Sensation and Reward.* CRC Press: Chapter 18.

- Chaudhury, Dipesh, et al. (2013) "Rapid regulation of depression-related behaviours by control of midbrain dopamine neurons." *Nature* 493.7433: 532-536.

- Chiesa, Alberto, et al. (2011) "Does mindfulness training improve

cognitive abilities? A systematic review of neuropsychological findings."
Clinical Psychology Review 31.3: 449-464.

- Cooney, Gary M., et al. (2014) "Exercise for depression." *JAMA* 311.23: 2432-2433.

- Darley, John M., et al. (1973) "'From Jerusalem to Jericho' : A study of situational and dispositional variables in helping behavior." *Journal of Personality and Social Psychology* 27.1: 100.

- Dash, Sarah, et al. (2015) "The gut microbiome and diet in psychiatry: focus on depression." *Current Opinion in Psychiatry* 28.1: 1-6.

- Djokovic, Novak. (2014) *Serve To Win: The 14-Day Gluten-free Plan for Physical and Mental Excellence.* Corgi. (邦訳「ジョコビッチの生まれ変わる食事」タカ大丸 [訳], 三五館)

- Drevets, Wayne C., et al. (1997) "Subgenual prefrontal cortex abnormalities in mood disorders." *Nature* 386.: 824-827.

- Epel, E. S., et al. (2016) "Meditation and vacation effects have an impact on disease-associated molecular phenotypes." *Translational psychiatry* 6.8: e880.

- Erickson, Kirk I., et al. (2011) "Exercise training increases size of hippocampus and improves memory." *Proceedings of the National Academy of Sciences* 108.7: 3017-3022.

- Estruch, Ramón, et al. (2013) "Primary prevention of cardiovascular disease with a Mediterranean diet." *New England Journal of Medicine* 368.14: 1279-1290.

- Fox, Kieran CR, et al. (2014) "Is meditation associated with altered brain structure? A systematic review and meta-analysis of morphometric neuroimaging in meditation practitioners." *Neuroscience & Biobehavioral Reviews* 43: 48-73.

- Friedman, Allyson K., et al. (2014) "Enhancing depression mechanisms in midbrain dopamine neurons achieves homeostatic resilience." *Science* 344.6181: 313-319.

- Gard, Tim, et al. (2014) "Fluid intelligence and brain functional organization in aging yoga and meditation practitioners." *Frontiers in Aging Neuroscience* 6: 76.

- Gelles, David. (2015) "At Aetna, a C.E.O.,s Management by Mantra." *The New York Times*: http://www.nytimes.com/2015/03/01/business/at-aetna-a-ceos-management-by-mantra.html (accessed 2017-04-01).

- Goleman, Daniel. (2005) *Emotional Intelligence: why it can matter more than IQ.* Bantam Books.

- Greicius, Michael D., et al. (2004) "Default-mode network activity distinguishes Alzheimer,s disease from healthy aging: evidence from functional MRI." *Proceedings of the National Academy of Sciences* 101.13:

4637-4642.

- Hölzel, Britta K., et al. (2011) "Mindfulness practice leads to increases in regional brain gray matter density." *Psychiatry Research: Neuroimaging* 191.1: 36-43.

- Jennings, Patricia A. (2015) *Mindfulness for Teachers: Simple Skills for Peace and Productivity in the Classroom.* WW Norton & Company.

- Kabat-Zinn, Jon, et al. (1998) "Influence of a mindfulness meditation-based stress reduction intervention on rates of skin clearing in patients with moderate to severe psoriasis undergoing photo therapy (UVB) and photochemotherapy (PUVA)." *Psychosomatic Medicine* 60.5: 625-632.

- Kaufman, Joan, et al. (2004) "Social supports and serotonin transporter gene moderate depression in maltreated children." *Proceedings of the National Academy of Sciences* 101.49: 17316-17321.

- Killingsworth, Matthew A., et al. (2010) "A wandering mind is an unhappy mind." *Science* 330.6006: 932-932.

- Knijnik, Leonardo M., et al. (2016) "Repetitive Transcranial Magnetic Stimulation for Fibromyalgia: Systematic Review and Meta-Analysis." *Pain Practice: the official journal of World Institute of Pain* 16.3: 294-304.

- Krishnan, Vaishnav, et al. (2007) "Molecular adaptations underlying susceptibility and resistance to social defeat in brain reward regions." *Cell*

131.2: 391-404.

- Kuyken, Willem, et al. (2015) "Effectiveness and cost-effectiveness of mindfulness-based cognitive therapy compared with maintenance antidepressant treatment in the prevention of depressive relapse or recurrence (PREVENT): a randomised controlled trial." *The Lancet* 386.9988: 63-73.

- Lazar, Sara W., et al. (2005) "Meditation experience is associated with increased cortical thickness." *Neuroreport* 16.17: 1893.

- Liston, Conor, et al. (2014) "Default mode network mechanisms of transcranial magnetic stimulation in depression." *Biological Psychiatry* 76.7: 517-526.

- O,Reilly, Gillian A., et al. (2014) "Mindfulness - based interventions for obesity - related eating behaviours: a literature review." *Obesity Reviews* 15.6: 453-461.

- Ozbay, Fatih, et al. (2007) "Social support and resilience to stress: From neurobiology to clinical practice." *Psychiatry* 4.5: 35-40.

- Palm, Ulrich, et al. (2014) "Non-invasive brain stimulation therapy in multiple sclerosis: a review of tDCS, rTMS and ECT results." *Brain Stimulation* 7.6: 849-854.

- Plum Village. (2003) "Thich Nhat Hanh address to US Congress,

September 10, 2003" *Plum Village Website*: http://plumvillage.org/letters-from-thay/thich-nhat-hanh-address-to-us-congress-september-10-2003/ (accessed 2017-04-01).

- Quirk, Shae E., et al. (2013) "The association between diet quality, dietary patterns and depression in adults: a systematic review." *BMC Psychiatry* 13.1.

- Raichle, Marcus E., et al. (2002) "Appraising the brain›s energy budget." *Proceedings of the National Academy of Sciences* 99.16: 10237-10239.

- Raichle, Marcus E. (2010) "The brain›s dark energy." *Scientific American* 302.3: 44-49.

- Rethorst, Chad D., et al. (2009) "The antidepressive effects of exercise." *Sports Medicine* 39.6: 491-511.

- Sanada, Kenji, et al. (2016) "Effects of Mindfulness-Based Interventions on Salivary Cortisol in Healthy Adults: A Meta-Analytical Review." *Frontiers in Physiology* 7.

- Sánchez-Villegas, Almudena, et al. (2015) "A longitudinal analysis of diet quality scores and the risk of incident depression in the SUN Project." *BMC Medicine* 13.1.

- Schippling, S., et al. (2013) 29th Congress of the European Committee for Treatment and Research in Multiple Sclerosis (ECTRIMS). Abstract

#165. Presented October 4, 2013.

- Sharot, Tali, et al. (2007) "Neural mechanisms mediating optimism bias." *Nature* 450.7166: 102-105.

- Sheline, Yvette I., et al. (2009) "The default mode network and self-referential processes in depression." *Proceedings of the National Academy of Sciences* 106.6: 1942-1947.

- Sheline, Yvette I., et al. (2010) "Resting-state functional MRI in depression unmasks increased connectivity between networks via the dorsal nexus." *Proceedings of the National Academy of Sciences* 107.24: 11020-11025.

- Schonert-Reichl, Kimberly A., et al. (2015) "Enhancing cognitive and social-emotional development through a simple-to-administer mindfulness-based school program for elementary school children: A randomized controlled trial." *Developmental Psychology* 51.1: 52.

- Simpson, Robert, et al. (2014) "Mindfulness based interventions in multiple sclerosis-a systematic review." *BMC Neurology* 14.1.

- Smith, ME Beth, et al. (2015) "Treatment of myalgic encephalomyelitis/chronic fatigue syndrome: a systematic review for a National Institutes of Health Pathways to Prevention Workshop." *Annals of Internal Medicine* 162.12: 841-850.

- Tan, Chade-Meng. (2012) *Search Inside Yourself.* Harper Collins USA. (邦訳「**サーチ・インサイド・ユアセルフ**」柴田裕之 [訳], 英治出版)

- Tang, Yi-Yuan, et al. (2009) "Central and autonomic nervous system interaction is altered by short-term meditation." *Proceedings of the National Academy of Sciences* 106.22: 8865-8870.

- Tang, Yi-Yuan, et al. (2010) "Short-term meditation induces white matter changes in the anterior cingulate." *Proceedings of the National Academy of Sciences* 107.35: 15649-15652.

- Tang, Yi-Yuan, et al. (2015) "The neuroscience of mindfulness meditation." *Nature Reviews Neuroscience* 16.4: 213-225.

- Tendler, Aron, et al. (2014) "Deep Repetitive Transcranial Magnetic Stimulation (dTMS) for Multiple Sclerosis (MS) Fatigue, Irritability and Parasthesias: Case Report." *Brain Stimulation: Basic, Translational, and Clinical Research in Neuromodulation* 7.5: e24-e25.

- U.S. National Library of Medicine. (2014) "Relaxation techniques and sleep hygiene for insomnia" *NLM Website*: https://www.ncbi.nlm.nih.gov/pubmedhealth/PMH0072504/ (accessed 2017-04-01).

- Van Dusen, Allison. (2008) "Inside The Endurance Athlete' s Mind." *Forbes*: http://www.forbes.com/2008/09/22/endurance-race-training-forbeslife-cx_avd_0922sports.html (accessed 2017-04-01).

- Van Praag, Henriette. (2009) "Exercise and the brain: something to chew on." *Trends in Neurosciences* 32.5: 283-290.

- Xie, Lulu, et al. (2013) "Sleep drives metabolite clearance from the adult brain." *Science* 342.6156: 373-377.